LES

ORGANES GÉNITAUX

DE LA FEMME

ET

LA MENSTRUATION

PAR

CHARLES-ALBERT FRECH

DOCTEUR EN MÉDECINE DE LA FACULTÉ DE PARIS

Docteur en Philosophie et ès Sciences de la Faculté de Heidelberg,
Pharmacien de 1re Classe du Würtemberg, etc.

PARIS

A. PARENT, IMPRIMEUR DE LA FACULTÉ DE MÉDECINE,

31, rue Monsieur-le-Prince, 31.

1864

A LA MEMOIRE DE MON BEAU-PÈRE

FRÉDÉRIC BÖSZ

Pharmacien de 1re Classe du Würtemberg.

A MON PÈRE

Amour filial.

A MM. HORTELOUP
Médecin en Chef de l'Hôtel-Dieu.

JARJAVAY, LAUGIER
Professeurs à la Faculté de Médecine de Paris,

ALQUIER
Professeur à la Faculté de Médecine de Montpellier.

EHRMANN, KÜSS, STÖBER, STROHL, WIEGER
Professeurs à la Faculté de Médecine de Strasbourg.

Reconnaissance sincère.

A MM. ELSAESSER
Docteur en Médecine,
Membre du Conseil médical,
Médecin de S. M. le roi Guillaume de Würtemberg, à Stuttgart.

LUSCHKA
Doyen et Professeur de la Faculté de Médecine de Tübingen (Würtemberg).

BREIT
Professeur à la Faculté de Médecine de Tübingen.

NALIS
Pharmacien de 1re Classe à Paris,
ex-Interne des Hôpitaux.

Hommage de l'auteur.

TABLE DES MATIÈRES

B. — PHYSIOLOGIE.

C. — HYGIÈNE.

LES

ORGANES GÉNITAUX

DE LA FEMME

ET

LA MENSTRUATION

> L'influence importante qu'exerce la menstruation sur l'organisme et sur l'âme de la jeune fille rend cette métamorphose digne d'une étude approfondie de la part du médecin, afin qu'il puisse diriger avec succès les soins maternels.

INTRODUCTION

I.

Les organes qui sont en rapport avec la menstruation et dont la connaissance est nécessaire sont les organes génitaux de la femme.

On appelle ainsi les parties qui participent à la menstruation, à l'acte du coït, à la conception, à la grossesse et à l'accouchement.

Les organes génitaux sont situés soit dans l'excavation du bassin, soit à sa périphérie.

D'autres parties qui sont en contact immédiat avec les organes indiqués subissent chez la femme une modification notable, qui rend leur description rapide, indispensable; ce sont le bassin, la vessie, le rectum et le péritoine. Ce dernier tapisse la face externe de la vessie, de l'utérus et du rectum, et retient par ses replis ces organes dans leur position dans l'excavation du petit bassin, j'y ajouterai la description des mamelles. Les muscles situés au fond du bassin, qui sont en partie communs à plusieurs des organes qui s'y trouvent, méritent une description particulière.

Nous divisons les organes en parties médiates et immédiates.

A. Anatomie

A. *Parties médiates.*

II.

Bassin.

La portion osseuse dans laquelle sont situés les organes génitaux est appelée *bassin* (pelvis). Il est placé à la partie inférieure du tronc et lui sert comme moyen d'union avec les extrémités inférieures; le bassin est formé par quatre os qui sont : les deux os innominés (os coxaux), le sacrum et le coccyx. Les os coxaux, situés à la partie antérieure, forment la majeure portion du bassin et sont eux-mêmes formés par trois os : l'os iliaque, situé en haut et latéralement ; l'os ischion en bas et l'os du pubis en avant. Le sacrum et le coccyx forment la partie postérieure. Dans son ensemble le bassin offre deux faces et deux circonférences.

A la *face externe* se trouve en avant la réunion des deux os du pubis (symphyse du pubis), avec ses branches horizontales et descendantes, qui concourent à former le trou sous-pubien (obturateur) ; en arrière la crête sacrée sépare les gouttières sacrées et les trous sacrés postérieurs; de chaque côté sont les fosses iliaques externes et les cavités cotyloïdiennes.

A la *face interne* on distingue deux excavations séparées par une ligne circulaire; l'excavation supérieure porte le nom de *grand bassin*. Il est formé, devant, par une vaste échancrure ; derrière, par l'angle sacro-vertébral (promontoire), et sur ses côtés par les fosses iliaques internes.

L'excavation inférieure, le *petit bassin*, est formée par les faces internes de l'os du pubis, de l'os ischion, du sacrum et du coccyx ; le petit bassin possède deux ouvertures, l'une en haut et l'autre en bas.

L'ouverture supérieure est nommée *détroit supérieur*, il est formé derrière par l'angle sous-vertébral, des deux côtés par des crêtes iliaques, horizontales, internes, et, devant, par la crête pectinée de l'os du pubis.

Son diamètre antéro-postérieur (sacro-pubien) est de 0,108 m. (4 pouces) ; son diamètre transversal (bisiliaque), est de 0,134 m. (5 pouces) ; sa circonférence est de 0,35 à 0,40 m. (13-15 pouces).

L'ouverture inférieure, le *détroit inférieur*, résulte du concours de l'arcade pubienne et des échancrures sciatiques, qui sont séparées par l'os ischion et l'os coccyx ; son diamètre antéro-postérieur (coccy-pubien) est de 0,108 m. (4 pouces) ; son diamètre transversal (bisischiatique) est de 0,108 m. (4 pouces) ; sa circonférence est de 0,35 m. (13 pouces).

La *circonférence supérieure* du bassin présente, derrière, l'angle sacro-vertébral, devant, la symphyse du pubis, ainsi que la surface pectinée ; sur les côtés elle est limitée par les épines iliaques antérieure et supérieure et la crête iliaque.

La *circonférence inférieure* constitue le détroit inférieur.

Le bassin de la femme offre des fosses iliaques plus larges, la distance entre la cavité cotyloïdienne et l'angle de l'os du pubis est plus grande, d'où provient la saillie des grands trochanters ; le détroit supérieur est plus ample, la courbure du sacrum est plus profonde, l'arcade du pubis est arrondie et les tubérosités de l'ischion sont plus écartées.

Les os du bassin sont réunis entre eux par amphiarthroses (symphyses), ce sont les os du pubis, les os iliaques, le sacrum et le coccyx ; pour compléter la cavité qui doit loger ces organes, il y a les ligaments sacro-sciatiques longs, grands et petits ; la membrane sous-pubienne (obturatrice) ; les ligaments pubien antérieur et pubien inférieur ; en plus, pour le grand bassin, il existe le ligament de Poupart.

L'excavation du grand bassin, qui offre un diamètre transverse supérieur au diamètre antéro-postérieur, subit une modification notable par la présence des muscles qui tapissent sa face interne; ce sont les muscles psoas iliaque et le petit psoas; dans le petit bassin nous trouvons les muscles pyramidal et obturateur interne. Les anomalies du bassin se rapportent soit à l'excès, soit au défaut des diamètres normaux, ce qui constitue un bassin vicié.

III.

Vessie et urèthre.

Rectum.

Vessie.

La vessie, moins longue et plus large chez la femme que chez l'homme, principalement à sa partie inférieure, est située à la partie antérieure et moyenne du petit bassin derrière l'os du pubis, au devant de l'utérus et du vagin; elle est destinée à recevoir et contenir l'urine jusqu'à son expulsion; la vessie a la forme d'une poche ovoïde et on y distingue deux extrémités; l'une, *postérieure et supérieure*, porte le nom de *fond de la vessie*, elle a la forme d'un cône, dont le sommet se prolonge en haut par un cordon ligamenteux (oblitération de l'ouraque) vers la ligne blanche à l'ombilic; au même endroit viennent s'insérer deux autres cordons ligamenteux (oblitération des artères ombilicales); le sommet de ce cône donne en outre attache au ligament tubo-vésical, la base de ce cône, proprement dit bas-fond de la vessie, est située sur l'utérus et le vagin, on y trouve les extrémités inférieures des uretères, qui transmettent l'urine sécrétée par les reins dans la vessie. Les uretères entrent obliquement entre les tuniques de l'organe, de sorte que leur orifice interne est fermé par la pression du liquide sur la face interne de la vessie, et le reflux de l'urine devient impossible.

L'extrémité antérieure et inférieure de la vessie a la forme d'un entonnoir; et, de chaque côté, la vessie de la femme présente, par suite de l'ampleur du bassin, une sorte d'ampoule. Les parois s'épaississent et forment le col de la vessie, qui se termine dans l'urèthre.

La face externe de la vessie est recouverte en haut, en arrière et sur les parties latérales, par le péritoine, la partie antérieure en est libre.

La face interne est lisse et se continue avec celle de l'urèthre ; elle présente à sa partie inférieure une surface triangulaire peu élevée dont le sommet regarde en avant; ce triangle est formé en arrière par les orifices des uretères, en avant par l'orifice interne de l'urèthre, il est appelé *trigone vésical*, en avant il forme une saillie, la luette vésicale.

La texture propre de la vessie offre trois tuniques; la plus externe, dont nous venons de parler, est séreuse (péritonéale); la seconde est la tunique musculaire, les fibres de celle-ci sont disposées en deux couches, l'une externe est formée par des fibres longitudinales (*musculus detrusor urinæ*), la couche interne possède des fibres transversales et obliques, qui, par leur quantité et leur force vers le col de la vessie, forment une sorte de muscle (*muscle sphincter de la vessie*); enfin la tunique interne muqueuse est remplie de beaucoup de glandes muqueuses dont le mucus sécrété lubrifie la surface interne de la vessie ; à la face externe de cette muqueuse il existe un tissu glandulaire jaunâtre, dense, qui se trouve principalement à l'endroit de la réunion de la vessie avec l'urèthre sous forme de petites glandes, qui dépassent comme de petits points noirs le niveau de leur entourage, elles sont aciniformes, et leurs vésicules terminales aboutissent en conduits, qui en se réunissant s'ouvrent sur l'urèthre. On rencontre dans ces glandes comme dans la glande de Bartholin des concrétions granuleuses jaunes et brunes, semblables à celles de la prostate; par cela elles ressemblent aux glandes de Littre (glandes uréthrales de l'homme).

Les artères vésicales proviennent de l'artère iliaque interne, et les veines du même nom reçoivent le sang veineux accumulé dans le plexus vésical, des vaisseaux lymphatiques se rendent en grand nombre dans l'organe, le plexus hypogastrique y envoie les nerfs.

Urèthre.

L'urèthre, situé sur la paroi supérieure du vagin, y est reçu dans une sorte de gouttière, en avant il se trouve dans l'angle de la réunion des racines du clitoris. Ce canal est long de 0,025-0,035 m., il est large et dilatable; ses parois offrent en dehors un tissu spongieux, mince, entouré par un tissu cellulaire fibreux, sa face interne est tapissée par la muqueuse, qui se prolonge dans la vessie, il y a absence de prostate et de verumontanum.

Rectum.

Le rectum est la portion terminale du gros intestin. Il est fixé au sacrum par le méso-rectum et descend jusqu'au coccyx, sur la face antérieure duquel est situé son orifice (anus). Par sa paroi antérieure il est en rapport avec l'utérus, dont il est séparé par un repli profond, le repli utéro-rectal. Le rectum est dans sa plus grande partie un peu plus rétréci que le reste du gros intestin, ce n'est qu'au-dessus de l'anus qu'il devient plus large, en formant une espèce d'ampoule. Sa structure est séreuse, musculaire, celluleuse et muqueuse. Les colonnes de Morgagni, entre lesquelles sont les lacunes, sont des replis longitudinaux de la muqueuse.

Les artères hémorrhoïdales, artères du rectum, naissent de l'artère mésentérique inférieure (aorte abdominale), de la branche collatérale antérieure de l'artère iliaque interne, et de l'artère honteuse interne, branche terminale de l'artère iliaque interne Le sang veineux est versé dans la veine iliaque interne et dans la veine mésentérique inférieure. Les nerfs proviennent du plexus hypogastrique et ischiatique.

IV.

Péritoine.

La partie supérieure flottante du rectum reçoit un repli péritonéal (méso-rectum), tandis que sa partie inférieure s'enfonce dans le tissu cellulaire du petit bassin. Le péritoine quitte le rectum en formant un cul-de-sac profond et se jette sur l'utérus, pour arriver, en formant un autre cul-de-sac moins profond, sur la paroi postérieure de la vessie ; les deux culs-de-sac sont séparés par une cloison transversale, formée par un repli du péritoine, au milieu duquel est logé l'utérus ; le repli transversal se dirige par ses parties latérales sur les faces latérales du petit bassin ; elles portent le nom de ligaments larges de l'utérus, et se divisent en haut en deux replis secondaires (ailerons), dont le postérieur renferme en haut la trompe de Fallope, et en arrière les ovaires, l'antérieur, le ligament rond (voyez utérus, XIV).

Le péritoine en passant du rectum à l'utérus, forme en outre deux replis longitudinaux, les ligaments postérieurs de l'utérus ; en se repliant de l'utérus sur la vessie, le péritoine présente deux autres replis, les ligaments antérieurs de l'utérus qui remplacent les ligaments postérieurs de la vessie ; le péritoine après avoir recouvert le fond de la vessie, se porte à la portion péritonéale du bas-ventre.

Dans les portions dont nous venons de parler, le péritoine offre des particularités ; on trouve dans les replis utéro-rectaux un tissu musculaire très-manifeste entre les deux feuillets du péritoine. Dans les ligaments larges et ronds on rencontre des fibres musculaires transverses, provenant de la couche musculaire la plus externe de l'utérus; ces fibres musculaires émanent des parties latérales de l'utérus et acquièrent un volume et une force considérables, pendant la grossesse et dans une descente de l'utérus. Ces faisceaux musculaires sont très-exactement décrits dans le travail de M. Rouget (1).

D'un intérêt non moins grand sont les fibres musculaires qui entrent pour la plus grande partie dans la formation des valvules de Douglas; ces valvules se réunissent à la partie postérieure de l'utérus dans le repli utéro-rectal, sous la forme d'un promontoire transverse, concave en arrière; les fibres musculaires de ces valvules proviennent non-seulement de la partie postérieure du col et du vagin; il y en existe d'autres, d'une formation particulière, qui, par leur entrelacement, constituent l'arc de la valvule.

Cette disposition fait de l'ensemble de ces fibres un muscle rétracteur de l'utérus, et en même temps un antagoniste des appendices musculaires de ces organes, qui, sous la forme de ligaments ronds après leur sortie du canal inguinal, se terminent dans le tissu cellulaire sous-cutané du mons Venus; les ligaments ronds reçoivent en outre des fibres musculaires du petit oblique et transverse (une espèce de crémaster), ils retiennent le fond de l'utérus dans sa position tournée en avant. Les ligaments ronds donnent quelques fibres musculaires, qui se rendent entre les feuillets des ligaments vésico-utérins, d'où résulte ce rapport de la vessie et de l'utérus et qui explique quelques phénomènes pendant l'accouchement.

---

(1) *Recherches sur les organes érectiles de la femme et sur l'appareil musculaire tubo-ovarien dans leurs rapports avec l'ovulation et la menstruation;* par le Dr Charles Rouget, professeur à la Faculté de Médecine de Paris. — *Journal de la physiologie* du Dr E. Brown-Séquard; Paris, librairie V. Masson, 1858.

V.

Mamelles.

La description des mamelles devient indispensable par les rapports qui existent entre elles et l'utérus, et par les changements qu'elles subissent dans les divers phénomènes de la menstruation.

Les mamelles sont situées sur les parties latérales de la poitrine en direction verticale de la troisième à la septième côte et transversalement entre les bords du sternum et la région axillaire ; elles sont implantées en plus grande partie sur le muscle grand pectoral, et en dépassant un peu son bord inférieur sur le muscle grand dentelé antérieur, leur diamètre est de 0,09 à 0,12 m., par leur bord interne elles forment un enfoncement appelé *sein.*

La forme des mamelles subit, selon l'âge, des changements importants : chez les femmes jeunes, bien formées, elles ont la forme à peu près hémisphérique ; elles sont plus plates à leur circonférence supérieure qu'à l'inférieure et interne ; quelquefois elles prennent la forme conique ; toutefois leur position est toujours telle que leur centre est dirigé en dehors ; leur grandeur diffère avec la différence de forme, mais elle n'est pas toujours en rapport avec le développement du corps.

A la portion externe des mamelles on distingue la peau ; elle diffère de celle de la poitrine qui l'environne en ce qu'elle est plus douce, plus molle, et de plus en plus mince en s'approchant de l'aréole. On appelle ainsi le zone de 0,03 — 0,04 m. large qui entoure le sommet de la mamelle ; la peau de l'aréole est à l'état normal, rose ou rose foncé ; cette coloration est due à un pigment déposé dans le corps muqueux de la peau ; les nombreuses rides circulaires qui s'y trouvent répondent à autant de cercles de petites élévations papillaires (lesquelles communiquent avec les papilles les plus grandes de la mamelle).

Au sommet de la mamelle se trouve le mamelon (*papilla*), qui est plus ou moins proéminent chez les filles et allongé chez les femmes qui ont allaité; il est couvert d'une peau mince, d'un rouge foncé, et rempli de vaisseaux et de nerfs. La sensibilité est extrême, et il est érectile. La surface du mamelon n'est pas unie, mais déchirée, ce qui provient de la réunion de papilles grandes et inégales, entre lesquelles apparaissent douze, quinze orifices très-minces, qui sont les orifices des conduits excréteurs de la glande mammaire.

Non-seulement dans le mamelon, mais encore dans l'aréole, on rencontre un certain nombre de glandes sébacées qui servent à rendre la peau souple et à modifier l'irritation produite par la succion; quelques-unes de ces glandes sont en rapport avec les bulbes de poils; on y trouve aussi des glandes sudorifiques, qui, comme celles de la région axillaire, ont des parois musculaires.

Une disposition très-caractéristique de l'aréole et du mamelon est la grande quantité de fibres musculaires quasi-circulaires qui se trouvent adhérentes au chorion; ces faisceaux musculaires jaunâtres contournent l'aréole et le mamelon sans former une couche circulaire proprement dite; c'est plutôt un entrelacement qui laisse des mailles plus grandes à l'endroit des orifices des conduits lactifères. Par une contraction plus forte de ces fibres (sphincter), l'aréole peut être diminué et le mamelon allongé (respective mis en érection), pour fermer les orifices en cas de pression, tandis qu'à l'état normal la vitalité du tissu érectile peut tenir fermés ces orifices. En outre il existe des fibres musculaires longitudinales en petit nombre qui vont du sommet du mamelon vers sa base pour se perdre dans le tissu intestinal, et leur action peut former un mamelon rentrant.

Dans la portion interne se trouvent les parties qui entrent dans la composition de la glande mammaire; celle-ci forme une masse grisâtre, dense en apparence, homogène et ferme, fibro-cartilagineuse; on y distingue :

La substance glandulaire; elle a la forme d'une coupe dont la partie postérieure légèrement concave, d'une surface égale, repose sur le muscle grand pectoral, et la partie antérieure convexe est recouverte par la peau; la dernière présente des inégalités.

La glande mammaire est composée de douze, quinze divisions (lobes); chacun des lobes est une glande aciniforme, isolée (on peut injecter chaque lobe isolément), dont l'agrégation forme la glande mammaire. Entre les rameaux du même lobe existent des anastomoses, ainsi qu'entre eux et les conduits lactifères d'un lobe voisin, d'après Dubois, Visck et Verheyen, soit dans la région de l'aréole, soit hors d'elle. La substance glandulaire présente dans sa structure des vésicules terminales aciniformes et les conduits lactifères.

Les vésicules terminales sont microscopiques, creuses, pyriformes ou tuberculeuses, et se réunissent soit par des petits pédicules, soit directement, à large base, à un conduit lactifère étroit, avec lequel elles forment un lobule glandulaire primitif très-petit en forme de grappe. La membrane des vésicules ne possède aucune structure; leur face interne présente un épithélium pavimenteux sous la forme de cellules polygones.

Les conduits lactifères commencent par les pédicules des lobules glandulaires primitifs qui se réunissent entre eux sous un angle aigu, de sorte que par la réunion de plusieurs lobules il se forme des conduits d'un calibre plus grand à devenir visibles à l'œil nu; ces conduits forment par leur réunion un conduit commun, dont l'orifice se trouve à la surface du mamelon; ces conduits se dirigent vers le mamelon en forme de rayons (indications pour les incisions).

Le diamètre des conduits lactifères n'augmente pas graduellement; dans la région de l'aréole on trouve une dilatation sacciforme, sinus lactifères, dont le diamètre peut arriver à 0,008 m. et qui par leur rétrécissement subit n'offre aux orifices des conduits qu'un diamètre de 0,0005 m. Cette disposition paraît non-seulement faciliter l'afflux du lait de tous les petits conduits sur une petite surface, mais aussi attribuer à l'augmentation de pression du liquide dans les conduits d'un lobe glandulaire vers la fin et faciliter la sortie au dehors. Si la pression a surmonté le sphincter de l'aréole et du mamelon, la sortie du liquide a lieu sans pression.

Entre les vésicules terminales et les lobules primitifs sortis de leur agrégation nous trouvons un tissu cellulaire interstitiel amorphe dans lequel on voit des noyaux oblongs d'un contour foncé, qui les accompagnent en direction parallèle; les lobes, qui sont plus grands, reposent dans une couche plus blanche d'une membrane fibreuse résistante dépourvue de fibres élastiques, mais chargée d'éléments primitifs de forme de noyaux, qui sont ou courts ou oblongs ou filiformes en forme de rubans.

Vers la periphérie le tissu interstitiel ressemble au tissu cellulaire ordinaire, avec cette différence, qu'il est pourvu à cet endroit d'une quantité de fibres élastiques. Au devant du muscle grand pectoral il devient lamelleux et adhère par un tissu cellulaire très-mince à l'aponévrose, ce qui laisse la mobilité à la mamelle et permet l'amputation de cet organe sans destruction de la continuité de son parenchyme.

Vers la partie convexe le tissu interstitiel se présente sous forme de lamelles multiples, cohérentes entre elles sous la forme de rayons de miel (1), de petits compartiments, dans lesquels se trouvent les tubercules de graisse, ronds, qui forment le panniculus adiposus de la mamelle.

La forme ronde et l'élasticité particulière de la mamelle sont dues à une couche adipeuse sous la peau d'une épaisseur de 0,03 m. sa disparition est suivie d'un affaissement des mamelles, les irrégularités du parenchyme de la glande se montrent et deviennent sensibles. La graisse appartenant au panniculus adiposus de la glande

---

(1) Luschka, *Die Anatomie des Menschen « die Brust,»* Tübingen, 1863.

mammaire est retenue dans les cellules qui réunissent le parenchyme au chorion à l'aide d'un tissu cellulaire mince, de sorte qu'elle est facile à en énucléer; à la partie postérieure du parenchyme on rencontre très-peu de parcelles de graisse dans le tissu cellulaire qui se trouve sur le muscle grand pectoral.

Les artères de la mamelle naissent des cinq rameaux supérieurs perforants de l'artère mammaire interne dont les 2e et 3e rameaux sont plus grands que les autres et se dirigent vers la partie supérieure et médiane de l'organe; la partie inférieure et externe est desservie par des rameaux de l'artère thoracique externe ou grande. Par les anastomoses de ces artères entre elles et avec des rameaux de l'artère acromio-thoracique et les artères intercostales supérieures il résulte un réseau artériel qui finit par devenir un système capillaire, lequel entoure la face externe des lobules glandulaires. Les vaisseaux capillaires dans la plupart des papilles forment des mailles en spirale.

Les veines accompagnent les artères, elles forment des mailles dont les ramifications sont très-souvent visibles sous la peau; il existe souvent une veine plus forte, qui contourne l'aréole et forme un cercle veineux de Haller où aboutit le sang du mamelon; les veinules de la glande mammaire se rendent dans la grande veine thoracique (mammaire interne), tandis que les veines sous-cutanées se terminent en grande partie dans la jugulaire externe.

Les vaisseaux lymphatiques sont en grand nombre dans la mamelle, ils forment des réseaux différents et appartiennent les uns au parenchyme, ceux-ci sont profonds, les autres appartiennent à la peau et ils sont superficiels; les rameaux qui sortent de ces réseaux se dirigent d'un côté vers les glandes du creux de l'aisselle, d'un autre côté ils se réunissent aux glandes lymphatiques de la cavité thoracique ou aux vaisseaux lymphatiques des espaces intercostaux. Il résulte de ces relations multiples l'extension des affections carcinomateuses de cet organe. Les nerfs de la mamelle sont nombreux et sont en majeure partie d'origine spinale, mêlés à des rameaux du grand sympathique ; ce qui est évident par les rapports physiologiques et pathologiques des mamelles avec l'utérus, organes pourvus d'un si grand nombre de filets du grand sympathique. Les nerfs destinés au parenchyme sont en petit nombre, ils viennent des 3ᵉ à 6ᵉ nerfs intercostaux et suivent les conduits lactifères, pour se terminer sur les parois des vésicules terminales.

L'opinion sur l'action de certaines commotions morales sur la qualité du lait est basée sur cette disposition.

La plupart des nerfs sont destinés à la peau et proviennent des nerfs sous-claviculaires internes et moyens, et des rameaux externes et internes des 2ᵉ à 6ᵉ nerfs intercostaux. Ceux-ci se dirigent en rayons vers l'aréole et le mamelon. Un certain nombre de papilles reçoivent des tubes nerveux, dont les uns sont attachés à un *corpusculum tactus;* les autres se terminent en une petite tête entourée de quelques couches d'une enveloppe membraneuse comparable à un corpuscule de Paccini.

Les anatomoses qui existent entre les nerfs de la mamelle et les nerfs cutanés de la partie interne du bras, principalement le rameau brachio-thoracique, expliquent facilement l'irradiation de la douleur jusqu'aux doigts dans les affections de la mamelle.

Les mamelles, qui ordinairement reçoivent un développement fonctionnel seulement chez la femme, quoiqu'il existe des cas d'allaitement par un homme (1), appartiennent par leur présence aux deux sexes ; mais elles restent chez l'homme à l'état rudimentaire. Chez le nouveau-né elles présentent un corps complétement limité, et consistent en une couche composée de follicules, origines des sinus lactifères ; ces follicules aboutissent dans un conduit excréteur qui donne issue à un suc trouble, contenant des gouttelettes de graisse semblables à celles du lait.

---

(1) Al. de Humboldt, dans ses *Voyages dans les régions équinoxales du Nouveau continent*, t. II, p. 40.

Plus tard ces conduits se multiplient en formant des hernies latérales qui produisent l'agrandissement du corps glandulaire. A l'âge de la puberté les vésicules terminales, qui n'existent pas avant la menstruation, se montrent en petite quantité ; les lobes ne sont pas encore distincts, la mamelle forme une masse compacte hémisphérique. C'est à la fin de la grossesse qu'elle arrive au plus haut degré de son développement ; tous les conduits sont munis de vésicules terminales ; la peau du mamelon et de l'aréole devient rouge foncé, brune ; on découvre pendant la lactation très-souvent, outre les nodosités disséminées (glandes sébacées), d'autres tubercules qui, par leur fracture et l'effusion du lait, peuvent être appelées glandes lactifères aberrantes.

La substance glandulaire devient molle, d'un rouge pâle, non homogène, d'un aspect maculé, et frisée comme l'orange ; les vésicules terminales subissent une métamorphose particulière par division et augmentation ; il y paraît des globules de lait qui deviennent libres par la rupture de la cellule ; les artères augmentent de volume, principalement les 2e et 3e rameaux perforants de la mammaire interne. A la suite de grossesses réitérées la mamelle se rétrécit à sa base, tandis que le sommet devient gonflé et flasque. Dans la vieillesse la glande mammaire subit une transformation rétrograde ; les vésicules terminales disparaissent, et il ne reste que les conduits lactifères dont l'épithélium est atrophié.

Les anomalies de la mamelle se rapportent à l'ensemble de l'organe lui-même ou à certaines parties dont il est composé.

L'absence totale d'une mamelle est rare et presque toujours jointe à une anomalie du thorax, anomalie du m. grand pectoral. S'il existe des mamelles multiples, le nombre et le siége varient ; le maximum observé est de cinq, situées deux à leur place normale, deux dans la fosse axillaire, une médiane au-dessus de l'ombilic ; s'il y a trois mamelles, la médiane se trouve dans la région sternale. Un cas unique existe d'une femme qui avait une mamelle sous le grand trochanter de la cuisse gauche, et qui donnait du lait. Des cas d'un mamelon double sur une mamelle ont été observés.

C'est ici la place de parler du mamelon rentrant ou non formé qui, soit par un état anormal, soit par la traction des fibres musculaires longitudinales du mamelon, empêche la femme d'allaiter son enfant, défaut qui très-souvent cède à la succion prolongée de l'enfant, ou à l'attraction en dehors par des moyens artificiels.

B. *Parties immédiates.*

Les organes génitaux sont situées soit à la périphérie du bassin, soit dans l'excavation pelvienne; les premiers sont appelés des organes externes, les derniers sont les organes génitaux internes.

1. *Organes génitaux externes.*

Les organes génitaux externes constituent dans leur ensemble la vulve; à la vulve on distingue le mons Venus, les lèvres grandes et petites, le clitoris et les orifices externes de l'urèthre et du vagin.

VI

Mons Venus (pénil).

Le mons Venus est cette surface triangulaire, élastique, faisant saillie, qui est située au bas de l'hypogastre, à la face antérieure de la symphyse des os du pubis, et ordinairement de nombreux poils frisés et rudes, dont la couleur ne correspond pas toujours à la couleur des cheveux, y sont implantés à partir de l'âge de la puberté. Il est à remarquer qu'il existe une différence importante sous le point de vue légal dans l'implantation des poils chez l'homme vis-à-vis de la femme. Chez celle-ci les poils sont limités horizontalement par le mons Venus, tandis que les poils se continuent chez l'homme en ligne verticale vers l'ombilic. Le mons Venus est formé par la peau et une couche épaisse de tissu cellulaire graisseux, qui varie selon l'âge et l'état d'embonpoint.

VII

Grandes lèvres.

Lèvres externes, lèvres de la vulve.

Les grandes lèvres sont deux replis longitudinaux lisses, épais et fermes de la peau qui possèdent un tissu cellulaire abondant, très-dilatable, et qui contiennent très-peu de graisse.

Elles s'étendent du mons Venus, en s'amincissant en arrière vers le périnée, on appelle ainsi l'espace de la peau qui sépare la vulve de l'anus; le périnée est divisé par une ligne médiane (raphé) en deux parties.

Arrivées au périnée, les lèvres se continuent insensiblement avec la peau qui tapisse cette région.

Chaque lèvre offre une face externe cutanée brunâtre garnie de poils qui paraissent à la puberté, et une face interne muqueuse lisse, rose chez les jeunes filles (la masturbation ou l'état de maladie les rend blafardes); la face interne possède bon nombre de glandes muqueuses, surtout autour de l'orifice de l'urèthre, et beaucoup de glandes sébacées. Les follicules sébacés sécrètent une matière caséiforme qui a une odeur particulière; une obstruction des conduits de ces follicules produit encore assez souvent de petits kystes qui, par une pression exercée sur eux, laissent échapper leur contenu.

Les faces internes des grandes lèvres s'adaptent très-exactement l'une par l'autre dans l'état virginal; chez les femmes qui ont eu des rapports sexuels fréquents ou qui ont accouché, elles sont relâchées et ne se joignent plus exactement.

La fente longitudinale entre ces deux faces porte le nom de fente de la vulve.

A l'extrémité supérieure de la fente les deux lèvres se réunissent et forment la commissure antérieure et supérieure.

En écartant les lèvres, on voit qu'elles se réunissent en dedans plutôt qu'en dehors, d'où résulte une fente qui se rétrécit de dehors en dedans.

La fente présente, à sa partie postérieure, au devant de la réunion des lèvres (laquelle réunion constitue la commissure postérieure et inférieure) un repli cutané mince, transversal qui s'étend d'une face interne à l'autre, et qui porte le nom de frein de la vulve (fourchette); par l'écartement des lèvres on tend le frein; il se rompt ordinairement au premier accouchement; mais, pour éviter cet accident dans un état de rigidité où une longue rupture du périnée pourrait survenir, il vaut mieux faire les incisions latéro-postérieures de la vulve.

En devant de la commissure postérieure des lèvres, on voit une légère dépression, la fosse naviculaire; celle-ci perd beaucoup de sa profondeur par une déchirure du frein à la suite d'un accouchement ou par un relâchement de ce frein par abus du coït.

VIII

Petites lèvres.

Lèvres internes, nymphes.

La peau de la face interne des grandes lèvres recouvre en se portant en dedans et en haut deux crêtes membraneuses allongées aplaties transversalement: les petites lèvres, appelées aussi nymphes, parce qu'on présumait qu'elles sont destinées à guider la direction du jet de l'urine.

Ces replis cutanés, roses pendant l'enfance et la virginité, d'un rouge foncé, plissés et flétris à un âge avancé, sont riches en vaisseaux et en nerfs; ils sont plus minces et plus subtils que les grandes lèvres.

Les petites lèvres se continuent à leur extrémité supérieure en se bifurquant en avant et en haut par-dessus le clitoris dans le prépuce, tandis que leur réunion en avant et en bas du clitoris se continue dans le gland et forme le frein du clitoris, de sorte que de cette réunion résulte le prépuce du clitoris.

L'extrémité inférieure des petites lèvres se continue sur les côtés de la vulve dans la face interne des grandes lèvres au devant de l'hymen, sans atteindre la commissure postérieure et inférieure de la vulve.

Comme les grandes lèvres, elles présentent une face externe et une face interne, entre lesquelles il se trouve un tissu spongieux érectile très-subtil; ce tissu est en rapport avec un tissu semblable dans le prépuce et le gland du clitoris et fait que ces parties peuvent entrer en turgescence.

La face externe regarde librement en dehors, tandis que les faces internes sont en contact.

Les petites lèvres sont couvertes de follicules sébacées qui sécrètent une matière humectante et lubrifiante.

Chez la vierge, les petites lèvres ne sont visibles que si l'on écarte les grandes lèvres; chez la femme qui a fait plusieurs enfants, elles deviennent flasques et pendent hors la fente de la vulve sous forme de lobes bleuâtres ou grisâtres.

Les petites lèvres contribuent à l'ampliation de la vulve dans l'acte de l'accouchement, en servant comme moyen supplémentaire de dilatation.

Le tablier des Hottentotes, particulier aux femmes d'une tribu au cap de Bonne-Espérance, a été regardé comme une expansion des petites lèvres, mais il semble qu'il est un organe accessoire et tout à fait distinct; cet appendice est charnu, triangulaire, rugueux, brunâtre, dépourvu de poils, de 0,05 à 0,06 m. de longueur; il est implanté à l'aide d'un pédicule mince à la commissure antérieure et supérieure.

L'espace triangulaire formé par la circonférence des faces internes des petites lèvres, borné en arrière par l'orifice de l'urèthre et par l'hymen à l'état virginal, porte le nom de *vestibule.*

Le vestibule est lisse et n'offre pas des rugosités comme le vagin; il est couvert par la muqueuse génito-urinaire, qui possède à cet endroit un épithélium pavimenteux.

De nombreuses glandes muqueuses, petites et grandes, sont disséminées sur le vestibule et y versent leurs produits, soit par des orifices isolés, soit par des orifices qui aboutissent dans des dépressions, *lacunes inférieures du vestibule;* des dépressions semblables existent autour de l'orifice de l'urèthre; elles portent le nom de *lacunes supérieures du vestibule.* De ces dernières il y en a deux plus considérables que les autres; elles sont situées près de l'orifice de l'urèthre et portent le nom de *sinus uréthraux de la vulve.*

Cet appareil glandulaire lubrifie le vestibule et le garantit contre l'action irritante de l'urine.

IX

Clitoris.

Le clitoris, situé sous la commissure antérieure et supérieure, à la partie supérieure et médiane de la vulve, entre les lèvres, est un corps cylindrique de 0,005 à 0,006 m. de longueur. Chez certaines femmes et surtout chez les enfants, la longueur devient considérable; il est formé de deux portions de tissu spongieux, séparées par une cloison médiane fibreuse; ces portions, qui constituent le corps du clitoris, portent le nom de *corps caverneux;* ils abondent de réseaux veineux avec des anastomoses très-fréquentes. Les corps caverneux naissent par des racines de chaque côté du bord interne de la branche ascendante de l'os ischion, et se dirigent en haut et en dedans pour se réunir sous la symphyse du pubis. Le clitoris est fixé à l'os du pubis par un ligament suspenseur du clitoris, l'extrémité antérieure libre du clitoris est pointue et porte le nom de *gland du clitoris;* c'est un tubercule allongé, arrondi et imperforé; il est adhérent aux corps caverneux par du tissu cellulaire mince, par des vaisseaux et des nerfs. Les corps caverneux lui fournissent un léger enfoncement dans lequel il se trouve couché. Les prolongements des petites lèvres, en recouvrant sa face supérieure et latérale, forment le prépuce du clitoris, repli cutané qui recouvre le gland en forme de capuchon. Le prépuce est pourvu de glandes sébacées qui sécrétent une matière très-odorante; j'y ai rencontré quelquefois des kystes sébacées. La longueur démesurée du clitoris donne quelquefois lieu à des méprises sur le véritable sexe de certains individus.

Par sa structure et la disposition de ses vaisseaux, semblable à celle de la verge de l'homme, le clitoris est un appareil érectile, susceptible d'érection, et il paraît être l'organe de l'excitation voluptueuse de la femme. Nous parlerons plus bas des muscles qui l'entourent et suivent la direction de ses racines, et qui par cela concourent à son érection.

X

Orifice de l'urèthre.

L'orifice externe de l'urèthre représente une petite ouverture arrondie, presque triangulaire, derrière et en bas du clitoris, à la partie supérieure du vestibule.

Cet orifice est entouré d'un bord saillant qui le rend sensible au toucher, il offre nombre de petites dépressions, orifices des glandes muqueuses.

XI.

Orifice du vagin.

L'orifice du vagin est placé au-dessous et entre les petites lèvres; de chaque côté de l'orifice du vagin on rencontre les orifices des conduits des glandes de Bartholin; ces glandes, analogues aux glandes de Cooper de l'homme, sont situées à l'extrémité inférieure du vagin, au devant du muscle transverse périnéal profond et l'ischio-bulbaire de Jarjavay et en arrière des fibres qui se dirigent du sphincter externe de l'anus au constricteur superficiel ou sphincter superficiel du vagin; elles secrètent un liquide blanchâtre semblable au liquide prostatique.

La vulve est pourvue de nombreuses glandes muqueuses, qui se trouvent, comme nous venons de le dire, principalement à l'entrée du vagin, autour de l'orifice de la vulve et de l'urèthre; leur destination est de sécréter une grande quantité de matière, pour faciliter le glissement des parties; cette grande quantité étant nécessaire, la vulve et le vagin présentent une large surface pour loger un grand nombre de glandes disséminées, qui chez l'homme, par défaut de place, sont réunies sous la forme de prostate.

Les artères des organes génitaux externes reçoivent leur sang par les artères honteuses, internes et externes et leurs veines reconduisent le sang dans les veines du même nom. Les plexus lombaires et sacrés lui envoient les nerfs honteux externes et le nerf honteux commun.

XII.

Hymen.

Les organes génitaux externes sont séparés des organes génitaux internes par un diaphragme ordinairement incomplet, repli de la membrane muqueuse, hymen, valvule vaginale ; son existence, mise en doute, est constatée et d'une certaine importance sous le point de vue légal.

Ce repli formé par la muqueuse de la vulve et du vagin est composé de deux feuillets réunis par du tissu cellulaire ; il est perpendiculaire dans l'enfance et prend vers l'âge de puberté une direction horizontale, lequel changement est attribué au développement du bassin. Sa forme et sa circonférence sont très-variables ; l'hymen est tantôt une cloison, qui ferme très-rarement complétement le vagin ; tantôt il a la forme d'un croissant ; son bord concave est alors tourné en avant pour ne pas s'opposer à l'écoulement des menstrues ; tantôt il entoure sous forme d'un anneau circulaire l'orifice du vagin et présente dans son milieu une ouverture plus ou moins grande.

Le premier coït occasionne ordinairement sa déchirure d'où résultent trois lambeaux, deux latéraux et un supérieur ; souvent on n'y rencontre que deux lambeaux inégaux ; mais il peut toutefois exister même après cet acte ; chez les vierges sa destruction peut être occasionnée par toutes autres causes que le coït, telles que la masturbation, efforts de menstruation, sortie d'un caillot, un corps étrange introduit dans le vagin, un saut, un élargissement subit des cuisses ; toujours est-il que la parturition cause sa rupture. Les lambeaux résultant de la déchirure de l'hymen persistent sous forme de petites éminences *verruqueuses*, deux à quatre, chez la femme déflorée. Ils se durcissent et se déforment sur les parties latérales de l'orifice du vagin, mais ils ne disparaissent pas entièrement et indiquent l'ancienne insertion de l'hymen.

Les saillies irrégulières qui se trouvent en outre à l'orifice du vagin chez la vierge derrière l'hymen, chez la femme déflorée derrière les débris, sont les terminaisons des rides transversales du vagin et sont appelés *caroncules myrtiformes.*

2. *Organes génitaux internes.*

Les organes internes sont le vagin, l'utérus et ses ligaments, les trompes de Fallope, les ovaires et leurs ligaments.

XIII.

Vagin.

Le vagin est une gaîne membraneuse, aplatie d'avant en arrière et très-dilatable, qui réunit la vulve à l'utérus; sa longueur est de 0,08 à 0,09 m.; sa largeur est de 0,026 m.; il est très-étroit chez les enfants et les jeunes filles, mais les flueurs blanches, les lotions émollientes, peuvent provoquer son relâchement; il est placé entre la vessie, l'urèthre et le rectum, derrière l'arcade pubienneet limité en bas par l'hymen ou ses débris, en haut par l'utérus.

On y distingue une paroi antérieure et une postérieure qui est plus longue, une extrémité inférieure vulvaire et une extrémité postérieure utérine; le fond du vagin d'avant en arrière est fixé par sa paroi antérieure à l'urèthre, auquel il offre une gouttière; plus en arrière, au bas-fond de la vessie, par un tissu cellulaire serré, septum uréthro et vésico-vaginal; son cinquième supérieur est revêtu par le péritoine qui forme ici son repli vésico-vaginal; son extrémité postérieure se réfléchit sur l'utérus en embrassant le col qui proémine dans son intérieur; de cette disposition résultent deux culs-de-sac, l'un au-dessus, l'autre au-dessous. Ce dernier est bien plus profond et porte le nom de *bas-fond du vagin.*

La paroi postérieure est revêtue en haut du péritoine, ce qui constitue le repli recto-vaginal; en bas il est uni au rectum par le septum recto-vaginal; une grande quantité de tissu cellulaire se trouve dans l'espace triangulaire entre l'anus, le périnée et le vagin; l'extrémité antérieure est limitée par l'hymen. Sur les côtés, ses parois donnent attache aux ligaments larges et à des fibres musculaires.

La face interne du vagin est tapissée par une membrane muqueuse d'une couleur rose qui devient blafarde, violacée, par des rapports sexuels fréquents. Sur sa paroi antérieure et postérieure on trouve une crête saillante, longitudinale, d'où partent des rides transversales qui s'effacent sur les parties latérales des parois; entre ces rides on rencontre bon nombre d'orifices, de glandes muqueuses qui par leur sécrétion entretiennent la face interne lubrifiée.

Le mucus vaginal est blanc, crémeux, d'une réaction acide; sous le microscope il présente des lamelles ovalaires et des globules. Les rides transversales dont nous venons de parler, très-prononcées chez les vierges, à la partie antérieure du vagin, portent, à cause de leur ressemblance avec une feuille de myrthe, le nom de *caroncules myrtiformes*. Elles sont abondantes chez les vierges, et disparaissent en partie après plusieurs accouchements. La muqueuse du vagin se continue dans celle de l'utérus; elle est revêtue d'un épithélium pavimenteux qui l'accompagne jusqu'à l'orifice interne du col de l'utérus. La tunique muqueuse est étroitement unie à la tunique externe, cellulo-fibreuse du vagin; celle-ci est mince en haut et se continue dans le tissu propre de l'utérus; en bas, au niveau de l'urèthre, sa face interne présente un épaississement considérable par la présence d'un tissu spongieux enveloppé dans du tissu fibreux; ce renflement est formé par un entrelacement multiple de vaisseaux (plexus rétiforme, bulbe du vagin). Les plexus se terminent sur les côtés, entre les racines du clitoris; tandis qu'en avant ils rétrécissent l'orifice du vagin. Nous parlerons plus bas des fibres musculaires et des muscles du vagin.

Les artères vaginales sont fournies par l'artère iliaque interne, les veines versent le sang dans les veines iliaques internes; les vaisseaux lymphatiques appartiennent au plexus iliaque; les nerfs proviennent du grand sympathique et du plexus sacré. Le vagin est destiné à transmettre en dehors les menstrues, à recevoir la verge en érection, avec la forme et direction de laquelle il correspond; à transmettre le sperme dans l'utérus dans l'acte de la génération, et à transmettre au dehors le produit de la génération. Les rides paraissent augmenter l'excitation pendant le coït et servir à augmenter la dilatation du vagin pendant l'accouchement.

XIV.

Utérus.

L'organe qui préside à la fonction de la menstruation est l'utérus et ses dépendances; son action n'est pas isolée ni à l'état physiologique ni à l'état pathologique; elle est sous la domination du monde extérieur, des sympathies et des influences qu'exercent les parties environnantes.

L'importance que possède l'utérus dans la vie de la femme qui en moyenne a fait quatre enfants est énorme, si l'on prend en considération le chiffre de 12-14 ans, qui sont occupés par les fonctions de cet organe, sans compter encore les maladies accidentelles auxquels cet organe peut être sujet. L'utérus est situé dans la cavité du petit bassin, sur la ligne médiane entre le rectum et la vessie, à l'extrémité postérieure du vagin. Sa direction est dans l'axe du détroit supérieur, de sorte qu'il forme avec le vagin un angle droit. Sa forme est irrégulièrement triangulaire, semblable à une poire aplatie de 0,06 — 0,08 m. de hauteur, et de 0,03 — 0,04 m. de largeur à sa base. Sa base est tournée en haut et son sommet regarde en bas. On observe à la partie externe de l'utérus deux faces, trois bords, trois angles. La face antérieure ou pubienne est séparée de la face postérieure de la vessie par le repli vésico-utérin du péritoine, repli moins grand que celui de la face postérieure (sacrée), qui lui-même est séparée de la face antérieure du rectum par le repli profond, repli utéro-rectal.

Le bord supérieur, la base du triangle légèrement convexe, forme le fond de l'organe et est revêtu par le péritoine dont les feuillets, en tapissant sa face antérieure et postérieure, s'unissent sur les bords latéraux pour y former les ligaments larges, qui se dirigent vers les parties latérales de l'excavation pelvienne. Les ligaments larges de l'utérus sont divisés à leur bord supérieur en trois parties : la partie antérieure est limitée par les ligaments ronds, qui naissent des bords latéraux de l'utérus, près des angles supérieurs, en avant des trompes de Fallope ; ils se dirigent en dehors et en bas, sous le feuillet antérieur du ligament large, et passent par le canal inguinal avec une gaîne péritonéale (canal de Nuck), pour se terminer dans le tissu cellulaire sous-cutané du mons Venus (voy. *Péritoine*, IV). La partie postérieure est limitée en haut par les trompes de Fallope et en arrière par les ovaires et leurs ligaments, ces parties portent le nom d'ailerons : *alæ vespertilionis*.

Les angles supérieurs de l'utérus donnent naissance à deux conduits qui réunissent l'utérus à l'ovaire; en arrière des trompes de Fallope, naissent les ligaments des ovaires; au devant d'eux, nous avons vu naître les ligaments ronds.

Outre ces ligaments, il existe entre la vessie et l'utérus deux replis semi-lunaires du péritoine, les ligaments utérins, antérieurs et inférieurs; de même il existe entre l'utérus et le rectum deux ligaments utérins, postérieurs et inférieurs, ligaments de Douglas, qui vont s'insérer sur les côtés latéraux du sacrum.

L'angle inférieur de l'utérus est obtus et porte le nom de *col de l'utérus*. C'est un corps cylindrique sur lequel on distingue deux portions; une portion qui est revêtue à la partie postérieure par le péritoine, à sa partie antérieure par du tissu cellulaire compacte, et est nommée la *portion sus-vaginale du col*. La portion libre du bord inférieur du col de l'utérus fait saillie dans le vagin, qui se réfléchit sur lui plus haut en arrière qu'en avant; cette portion porte le nom de *portion vaginale du col*.

Sur le sommet du col on rencontre un orifice transversal, museau de tanche, orifice vaginal du col, qui le sépare en deux moitiés: les lèvres du col, l'une antérieure, plus marquée, l'autre postérieure. La partie supérieure de l'utérus (le corps de l'utérus) et le col renferment deux cavités distinctes; la cavité supérieure, la plus grande, cavité de l'utérus, assez spacieuse pour pouvoir contenir une amande, a la forme triangulaire et offre aux angles supérieurs des origines très-étroits, les orifices internes des trompes de Fallope. A l'angle inférieur de la cavité se trouve l'orifice inférieur de la cavité utérine, qui se continue avec la cavité du col; celle-ci est petite, cylindrique et offre une dilatation à son centre.

Sur la ligne médiane des parois antérieure et postérieure de la cavité du col, on voit une saillie d'où sortent des petits replis (arbre de vie), formés par le tissu propre du col et revêtus par la muqueuse. Ces replis sont rugueux et très-distincts à l'état virginal; entre eux existent des sillons dans lesquels s'ouvrent les glandes muqueuses; celles-ci se transforment quelquefois en hydatides, qui ont reçu le nom d'*œufs de Naboth*.

« L'utérus présente la structure d'un organe érectile, d'un véritable corps spongieux » (Rouget).

Les parois de l'utérus sont composées de trois couches distinctes, l'une externe, séreuse, péritonéale, est intimement liée à la couche moyenne musculaire dont elle reçoit des fibres, excepté aux bords latéraux. La couche moyenne musculaire forme la masse principale de l'utérus. La substance propre de l'utérus est un entrelacement de fibres musculaires transversales, obliques et longitudinales, qui de la couche profonde montent à la couche superficielle, et *vice versa*. Elles constituent un muscle creux dilatable et rétractile. La couche interne est une muqueuse; elle fait, par l'orifice du col, suite à la muqueuse du vagin et se termine, en se continuant par les trompes de Fallope, au péritoine, qui tapisse les extrémités de celle-ci. La muqueuse de la cavité du col est garnie d'un épithélium pavimenteux, qui, dans la cavité utérine, est remplacé par un épithélium vibratile. Le liquide sécrété par la muqueuse utérine a une réaction alcaline; caractère différent du mucus vaginal.

Les artères de l'utérus sont : la spermatique interne, rameau de l'aorte abdominal; la spermatique externe provenant de l'artère épigastrique; elle s'anastomose sur la base de l'utérus avec la spermatique interne. Les artères utérines qui émanent de l'artère iliaque interne sont destinées au sommet de l'utérus et au vagin, et s'anastomosent de même avec les artères spermatiques; de cet entrelacement et de la forme de vaisseaux en tire-bouchon, il résulte dans l'utérus un réseau artériel très-multiple et très-compliqué. Le sang veineux reflue dans la veine cave inférieure, dans les épigastriques et iliaques internes. Les vaisseaux capillaires utérins se dirigent de la profondeur vers la surface de la muqueuse et se réunissent en rameaux d'un calibre plus grand (sinus), d'où sort le sang menstruel par suite de la rupture des parois (Luschka). Les vaisseaux lymphatiques de l'utérus sont très-nombreux. Le plexus hypogastrique fournit le plus grand nombre de nerfs au corps de l'utérus; les nerfs sacrés envoient des rameaux au col.

L'utérus expulse le sang menstruel à des périodes déterminées, depuis l'âge de la puberté jusqu'à l'époque de l'âge critique; il reçoit dans sa cavité le produit de la conception; il fournit à l'œuf fécondé les éléments nourriciers pour son développement, et l'expulse à sa maturité, lors de l'accouchement, par ses contractions.

XV

Trompes de Fallope.

Comme nous l'avons annoncé plus haut, elles naissent des angles supérieurs de l'utérus, et se dirigent du haut en bas, d'avant en arrière, vers les parties latérales du bassin. Elles sont les conduits excréteurs qui unissent une glande, l'ovaire, à l'utérus; on y distingue le corps, deux extrémités et une cavité. Le corps forme un tuyau long de 0,12 à 0,15 m. qui, mince et droit à sa portion utérine, devient large et flexueux à sa portion opposée (abdominale); il est retenu entre les deux feuillets du péritoine.

L'extrémité interne utérine est un prolongement de l'angle supérieur de l'utérus; l'extrémité externe abdominale est libre et flottante dans la cavité abdominale; cette partie est évasée en forme d'entonnoir et garnie de plusieurs franges irrégulières; on l'appelle *papillon de la trompe;* il regarde en dedans et en arrière vers l'ovaire; une ou deux des franges postérieures sont plus fortes, et sont fixées à l'extrémité externe de l'ovaire; elles forment une sorte de tendon. La cavité de ces conduits est le canal de la trompe; le canal est étroit, presque impénétrable, à son extrémité utérine. Il s'élargit vers son extrémité abdominale, et présente à son milieu une dilatation.

Les parois des trompes sont composées de trois couches : la couche externe est séreuse, péritonéale; le péritoine enveloppe toute leur face externe et tapisse l'orifice du pavillon; c'est par là que la séreuse communique avec la muqueuse. La couche moyenne musculaire possède en dehors des fibres longitudinales et en dedans des fibres circulaires; ces fibres font suite au tissu propre de l'utérus. La couche interne muqueuse est revêtue de plis longitudinaux très-fins, et est tapissée par un épithélium vibratile.

Les vaisseaux et nerfs des trompes proviennent des vaisseaux et nerfs spermatiques.

Par leur bord frangé elles embrassent l'ovaire, et par leur contact elles reçoivent l'œuf, qu'elles conduisent dans l'utérus; dans une grossesse ovarienne ou tubaire, elles servent à conduire le sperme sur l'œuf et à contenir le produit de la conception.

XVI

Ovaires et leurs ligaments.

Les ovaires sont deux corps ovalaires, blanchâtres, aplatis et forment avec leurs ligaments la limite de l'aileron postérieur; ils sont situés dans un repli du péritoine, au-dessous de la trompe de Fallope, dans l'axe du diamètre transversal du bassin. Ils présentent deux faces, deux bords et deux extrémités. Leurs faces antérieure et postérieure sont bombées et lisses; leur bord supérieur est convexe et libre dans la cavité abdominale; le bord inférieur, légèrement concave, forme une espèce de *hilus*, par lequel entrent les vaisseaux qui traversent le ligament large du péritoine, sur lequel il est fixé. Les extrémités sont émoussées : l'une interne, réunie à l'utérus par un ligament fibreux, ligament de l'ovaire qui s'insère au bord latéral de l'utérus; l'autre externe, libre, tournée vers le pavillon de la trompe; c'est à cette extrémité que s'attachent une ou deux franges du pavillon de la trompe. L'ovaire est entouré d'une membrane externe séreuse, péritonéale; au-dessous se trouve une enveloppe propre, fibreuse et forte, qui est l'expansion du ligament de l'ovaire, et qui, à son extrémité externe, forme, en se réunissant à une ou deux franges de sa trompe, une sorte de tendon.

Du ligament de l'ovaire partent des prolongements dans l'intérieur du tissu propre de l'ovaire qui se divise en plusieurs compartiments. Le tissu propre de l'ovaire est un tissu cellulaire parenchymateux, spongieux, rougeâtre, qui renferme de petites vésicules, œufs de Graaf, en nombre infini. Les vésicules sont entourées d'un tissu cellulaire et d'une membrane séreuse très-mince, elles contiennent un liquide clair albumineux, dans lequel se trouve l'ovule adhérent aux parois. Une vésicule se déchire à chaque époque menstruelle, et, à sa place, on trouve une cicatrice (tache jaune). Les vésicules sont en plus grand nombre et plus petites dans l'intérieur de l'ovaire; elles sont plus rares et plus développées, atteignant jusqu'à la grandeur d'un grain de chénevis, vers la surface de l'organe.

Les artères ovariennes sont des rameaux de la spermatique interne (aorte).

«Les veines forment au-dessous de l'organe, immédiatement sous le bord inférieur, dans l'épaisseur du repli péritonéal, un plexus, qui a la forme du bulbe du vagin, c'est une sorte de petite masse érectile.» Ce plexus est le bulbe de l'ovaire (Jarjavay) (1). Rouget, dans son mémoire, dit : «A l'ovaire aussi est annexé un bulbe érectile.»

Les veines se terminent dans la veine rénale ou dans la veine cave. Le plexus rénal fournit les vaisseaux lymphatiques. Les nerfs sont des filets du nerf spermatique (plexus hypogastrique). Les ovaires se développent après la puberté, ils sont lisses et deviennent bosselés et raccornis chez la femme adulte. Les ovaires président à la formation de l'ovule.

---

(1) *Anatomie chirurgicale*, t. I, p. 288; 1852.

XVII.

Muscles au fond du bassin de la femme.

Les muscles situés au fond du bassin de la femme appartiennent non-seulement aux organes génitaux proprement dits, mais encore aux organes environnants, c'est pourquoi il est nécessaire de faire la description de leur ensemble ; ils sont destinés d'après leurs fonctions au rectum , à la vulve et au vagin, à l'urèthre et au périnée.

Ces muscles, chez la femme, diffèrent considérablement de ceux de l'homme (1).

A. *Les muscles de l'anus.*

1. Le muscle *releveur de l'anus*, muscle mince, symétrique, composé de deux portions qui forment la plus grande partie charnue du fond du petit bassin. Ses insertions sont osseuses et aponévrotiques ; en avant il s'insère sur la face interne de la branche horizontale de l'os pubis et sur la branche ascendante de l'os ischion, d'un autre côté, en arrière, il s'insère sur le sommet du coccyx ; de son insertion antérieure les fibres se dirigent de chaque côté du vagin, sans lui adhérer (Cruveilhier), d'avant en arrière, et forment deux portions, dont l'une antérieure est petite et destinée à la face antérieure du rectum, l'autre appartient à la face postérieure du rectum et offre des fibres qui prennent trois différentes directions ; les fibres postérieures s'insèrent sur la deuxième vertèbre du coccyx et forment à leur réunion une gouttière, qui loge un filet du ganglion coccygien et un rameau de l'artère sacrée moyenne ; le filet nerveux se termine dans la glande coccygienne (Luschka) (2) ; les fibres moyennes

(1) Luschka, *Die Musculatur am Boden des weiblichen Beckens* ; Wien, 1861.

(2) *Luschka* , der Hirnanhang und die Steissdrüse des Menschen. — Berlin, librairie de Reimer, 1860.

se réunissent devant le coccyx en une couche tendineuse; les fibres antérieures se réunissent derrière le rectum et forment un cercle musculaire en forme de fronde; le muscle y reçoit quelques fibres du sphincter externe de l'anus.

La fonction de ce muscle est obturatrice, son action peut produire un rapprochement du vagin vers la paroi du bassin et comprimer cet organe.

2. Le *muscle ischio-coccygien*, muscle triangulaire, se dirige du bord du coccyx à l'épine ischiatique postérieure.

3. Le *muscle sphincter externe de l'anus;* ce muscle est chez la femme d'une double importance, vu qu'il circonscrit non-seulement l'anus, mais aussi la région génitale externe; il est composé de fibres circulaires et de fibres en forme de 8; les fibres circulaires sont destinées à l'anus, dont elles contournent la partie inférieure de sa couche fibreuse longitudinale, elles sont quelquefois traversées par un petit nombre de ces dernières, qui s'insèrent dans la peau; situées dans la région où la muqueuse du rectum se joint à la peau, elles se dirigent derrière le rectum pour former un tendon qui s'insère sur la face postérieure de la quatrième vertèbre coccygienne. Les fibres en avant du rectum se croissent en 8 de chiffre, d'où résulte un faisceau de chaque côté, qui, adossé au sphincter du vagin, se réunit sous forme de tendon sur le dos du clitoris avec celui de l'autre côté. Un autre petit faisceau en 8 de chiffre se rend à la commissure postérieure des grandes lèvres.

Ce muscle est sphincter de l'anus et de la vulve et rétracteur de la commissure.

4. Le *muscle sphincter interne de l'anus* est formé par les fibres circulaires internes de l'anus.

5. Le *muscle rétracteur de l'anus*, situé en avant du tendon postérieur du muscle releveur de l'anus au-dessous du fascia pelvien, s'insère sur le ligament sacro-coccygien antérieur et sur la deuxième vertèbre coccygienne, de là il se dirige en forme de V vers les côtés

du rectum et pénètre dans les fibres longitudinales de celui-ci et dans le fascia pelvien.

Ce muscle est rétracteur de l'anus, tenseur du fascia et fixateur de la paroi du rectum à la sortie du bassin.

6. Les *fibres longitudinales de l'anus* ne se terminent pas près du releveur de l'anus, elles traversent, comme nous l'avons dit plus haut, le sphincter externe de l'anus et se rendent dans le tissu cellulaire sous-cutané de la région anale ; les colonnes de Morgagni contiennent en plus grande partie des cellules fibreuses; quelques fibres longitudinales se rendent à la paroi postérieure du vagin, ainsi qu'au coccyx.

B. Les muscles de la vulve et du vagin.

7. Le *muscle ischio-caverneux* est en rapport avec le développement de l'arcade pubienne de la femme et forme une gaîne fibromusculaire qui cache les racines du clitoris. Il s'insère en bas à la face interne de la tubérosité ischiatique et à la branche descendante de l'os du pubis, de là il se dirige en avant et en haut; il forme trois zones, une antérieure et une postérieure musculaires, une moyenne qui est musculaire et tendineuse. Son insertion supérieure a lieu par une aponévrose qui, par la réunion avec celle du côté opposé, forme une gaîne fibreuse qui enveloppe entièrement la partie postérieure du clitoris, on y rencontre non-seulement trois différentes zones, mais aussi trois directions différentes des fibres musculaires; l'une moyenne, longitudinale, qui, là où elle appartient à leur portion postérieure, est musculaire, se transforme en un tendon plat et remonte en forme de S sur le dos du clitoris, au-dessus de la veine dorsale du clitoris; les fibres postérieures obliques viennent de la lèvre interne du bord interne de la branche descendante de l'os du pubis et de la branche ascendante de l'os ischion, contournent les racines du clitoris en dehors et en haut, s'attachent au tendon longitudinal et se terminent dans l'aponévrose sous le

clitoris. Les fibres antérieures obliques naissent du tendon médian longitudinal et se terminent en bas à la lèvre externe du bord interne de la branche descendante de l'os du pubis, en haut dans l'aponévrose sous le clitoris.

Par cette disposition le muscle ischio-caverneux agit non-seulement en comprimant en toutes directions les racines du clitoris engorgées de sang pour pousser le sang dans le gland et y produire pendant le coït le plus haut degré de turgescence, mais il empêche aussi, par la pression de son aponévrose sur la veine dorsale du clitoris, le reflux du sang.

8. Le *muscle sphincter du vagin superficiel constrictor vulvæ, seu compressor bulborum vestibuli,* prend son origine propre par des faisceaux fibreux dans le fascia périnéal, entre l'anus et la tubérosité ischiatique, renforcé à son bord interne par des fibres provenant du sphincter externe de l'anus; il reçoit à son bord externe quelques fibres du muscle périnéal transverse superficiel et se dirige sur la face antérieure des bulbes du vestibule, auxquelles il adhère par du tissu cellulaire; arrivé à la région du clitoris et des bulbes, il se divise en deux portions : sa portion superficielle passe par-dessus le corps du clitoris et forme avec celui du côté opposé une aponévrose, qui s'épanouit sur la veine dorsale du clitoris; sa portion profonde et postérieure est placée entre le clitoris et la partie supérieure des bulbes du vestibule, en formant avec celui du côté opposé une aponévrose, qui s'étend sur les veines des bulbes du vestibule. Il résulte de là que, par la compression qu'il exerce sur les veines, il augmente la turgescence des bulbes, il contribue à leur rapprochement, d'où provient un rétrécissement de l'orifice du vagin.

Il resserre le vagin, comprime le clitoris; son action est soumise à la volonté, mais ordinairement plus ou moins paralysée chez les femmes qui ont accouché.

9. Le *muscle sphincter du vagin profond* est situé derrière les bulbes du vestibule. Ce muscle contourne l'extrémité antérieure de l'urè-

thre sous la veine dorsale du clitoris et toute la circonférence du vagin qui n'est pas en contact avec l'urèthre; il est étroit en haut et en bas, et il devient plus large latéralement; en haut il s'insère au stratum horizontal de l'urèthre, en bas il s'adosse au bord antérieur du muscle périnéal transverse profond, dont il est isolé; presque constamment celui-ci, à son origine ischiatique, lui envoie un faisceau, *muscle ischio-bulbaire* (Jarjavay), qui remonte derrière les bulbes pour se confondre avec les fibres musculaires du sphincter profond vers son tiers supérieur.

10. Le *muscle releveur du vagin*. Les parois du vagin sont composées d'une couche externe fibreuse, d'une couche moyenne musculaire, et d'une couche interne muqueuse. La couche fibreuse est blanche et formée en dehors par un tissu membraneux peu solide, qui devient, vers son intérieur, ferme et riche en fibres élastiques et veines; sa réunion avec la couche moyenne musculaire, qui a une couleur rougeâtre, n'est pas distincte; celle-ci est composée de tissu cellulaire, de veines et de fibres musculaires lisses transverses et longitudinales, d'où résulte une véritable couche musculaire. En outre on y trouve une couche essentiellement longitudinale, qui est en rapport avec le fascia pelvien; ce fascia, en s'approchant de la paroi du vagin, se divise en feuillets montant et descendant; ce dernier donne attache, vers le tiers inférieur de la paroi latérale du vagin, à des faisceaux musculaires minces, entrelacés, qui sont entourés d'un tissu cellulaire, riche en fibres élastiques; du tiers inférieur du vagin les fibres musculaires se dirigent vers l'orifice du vagin pour se rendre dans le tissu cellulaire sous-muqueux.

Par cette disposition le fascia pelvien représente le point fixe vers lequel l'extrémité du vagin peut être élevée et tirée en dedans.

C. *Les muscles de l'urèthre.*

Chez la femme l'appareil musculaire de l'urèthre est très-faible et sa dépendance de la volonté peu grande, d'où résulte la difficulté de retenir l'urine dans un cas pathologique des organes urinaires. La partie postérieure de l'urèthre est intimement unie à la paroi antérieure du vagin par un septum uréthro-vaginal, d'une épaisseur de 0,009 à 001 m.; l'urèthre lui-même ne possède que 0,005 m. d'épaisseur dans ses parois. Le tissu fibreux qui entoure la muqueuse de l'urèthre est composé de fibres circulaires entourées d'un tissu cellulaire abondant, riche en réseaux veineux.

11. Le *muscle uréthral transverse* est formé par des fibres transverses soumises à la volonté, qui entourent l'urèthre en haut et sur les côtés et qui se perdent dans les fibres circulaires.

12. Le *muscle pubo-uréthral* se compose de quelques faisceaux, qui, situés sous le ligament pubo-vésical moyen, s'insèrent soit sur la paroi antérieure du vagin, soit sur le septum uréthro-vaginal.

13. Le *muscle constricteur de l'urèthre* est un appareil de compression formé par le concours des fibres des deux muscles précédents.

D. *Les muscles du périnée.*

Le pont musculaire qui se trouve au fond du bassin entre l'anus et le vagin est formé, outre les sphincters de l'anus et du vagin, par :

14. Le *muscle périnéal transverse superficiel* ou postérieur; il est chez la femme bien plus considérable que le muscle périnéal transverse profond; c'est un muscle impair, plat, en forme de ruban, situé derrière l'endroit où les fibres du sphincter externe de l'anus se croisent, pour se rendre à la commissure et au sphincter superficiel du vagin. A ses deux extrémités il s'insère par un ruban tendineux, mince, sur la face interne de l'origine de la branche ascendante de l'ischion; ses fibres décrivent un arc légèrement courbe, dont la convexité est tournée en arrière et en bas. Ce muscle agit comme soutien du périnée et comme tenseur transverse.

15. Le *muscle périnéal transverse profond* est un muscle constant chez la femme, il a 0,002 m. de large et est enterré complétement

dans un tissu cellulaire ferme, rose et riche en veines et fibres musculaires. Situé à l'extrémité inférieure de la paroi postérieure du vagin, 0,01 m. au devant du muscle périnéal transverse superficiel; il s'insère de chaque côté par un tendon derrière celui-ci à la face interne de la branche ascendante de l'ischion. Les extrémités arrondies des bulbes du vestibule et les glandes de Bartholin se trouvent en avant de lui. A son bord antérieur il est si fortement uni au sphincter profond du vagin, que son isolement devient difficile.

Son action est de renforcer le sphincter profond du vagin, de fermer l'orifice du vagin et par la pression qu'il exerce sur les glandes de Bartholin à l'état de turgescence des bulbes du vestibule, de contribuer à la sécrétion de leur liquide pendant le coït.

XVIII.

Sang des menstrues.

Comme nous l'avons dit plus haut, le sang des menstrues vient de la muqueuse de l'utérus par rupture des sinus capillaires, qui se trouvent à la surface.

Dans le sang de la femme, c'est la quantité d'eau qui prédomine, son sérum contient plus d'albumine, tandis que le caillot (globules et fibrine) est moindre que celui du sang de l'homme.

Le sang des menstrues possède une très-petite quantité de fibrine, c'est un liquide dense, brunâtre, de la consistance du sirop, d'une saveur salée, d'une odeur particulière (chez certaines femmes très-pénétrante), et reste invariable pendant plusieurs semaines; la potasse le rend plus liquide, il est condensé par l'acide sulfurique et par l'alcool; mélangé avec de l'eau, il colore celle-ci très-peu; l'eau de macération se trouble par l'évaporation ou l'addition d'alcool, (il y a coagulation de l'albumine); le plus souvent c'est un mélange de sang artériel et de mucus utérin.

Sous le microscope il présente des globules rouges et des globules blancs en assez grande quantité (globules sanguins et globules muqueux). Les globules étoilés ou frangés que l'on y découvre paraissent provenir d'une altération des globules par le mucus utérin ou vaginal, par un séjour plus ou moins prolongé dans l'utérus ou dans le vagin.

C'est à tort que l'on a attribué au sang menstruel des qualités irritantes et nuisibles pour l'homme qui fréquente une femme pendant la menstruation ; les écoulements qui peuvent avoir lieu après un pareil coït chez l'homme sont à attribuer à une maladie semblable qui existe chez la femme, nous y reviendrons dans l'article *Hygiène.* La quantité de sang que la femme perd à chaque période est très-variable, de 50 gram. à 500 gram. et plus.

XIX

Anomalies des organes génitaux.

Les anomalies des organes génitaux de la femme se rapportent à leur présence et à leur développement.

L'absence peut exister *soit de l'ensemble* des organes génitaux, néanmoins la vie est possible ; absence de l'utérus, du vagin et de la vulve, aucune indication du sexe peut être observée ; *soit qu'elle se borne* à la totalité, à la moitié ou à quelques parties d'un organe.

Le développement peut être arrêté soit en général, soit par moitié, soit en partie; les ovaires atrophiés, l'utérus petit ou défaut d'une partie, les grandes lèvres trop courtes.

Le développement peut être anormal relativement à la forme, le mons Venus peut subir des modifications de forme et de direction suivant la forme du bassin; le bourrelet de l'orifice de l'urèthre est trop volumineux, le col de l'utérus offre des irrégularités relativement à sa forme, sa situation, son volume et sa direction; le clitoris est d'un volume d'une longueur démesurée; les petites lèvres forment des lambeaux flottants, quelquefois longs de plusieurs centimètres; les poils trop nombreux ou complétement absents.

Le développement anormal se présente en d'autres cas sous la forme de division, soit que les organes soient divisées par une cloison complète ou incomplète, en deux ou plusieurs compartiments (utérus, vagin), soit qu'il y ait existence d'un organe double, utérus double, utérus bicorne, col double, vagin double.

Le développement anormal peut atteindre les ouvertures naturelles, soit qu'il existe excès ou imperforation; l'imperforation peut embrasser les conduits à partir du pavillon de la trompe jusqu'à la vulve ou l'utérus, le col, le vagin, l'hymen et la vulve isolément; en outre, il peut exister adhérence totale ou partielle; un rétrécissement est de même une imperforation incomplète; soit qu'il y ait déviation de la direction de l'ouverture du col ou du vagin dans la vessie, le rectum, l'urèthre, dans la région hypogastrique, faits qui ne rendent pas, dans quelques cas, la conception impossible.

Le développement anormal peut être bisexuel (hermaphrodisme). Dans ce cas, il y a des organes masculins et féminins sur le même individu; toutefois, il existe toujours une prépondérance d'un sexe, masculin ou féminin; le même individu ne peut pas féconder et être fécondé, ni se féconder lui-même.

On a classé les anomalies bisexuelles en deux classes principales d'après l'existence des organes génitaux avec excès et sans excès.

Dans le premier cas, il y a des organes surnuméraires avec prédominance de l'un ou l'autre sexe, masculin ou féminin complexe; ou les deux sexes existent incomplets, bisexuel imparfait.

Dans le second cas, s'il n'y a pas d'excès des organes, il n'y a qu'une petite partie des organes de l'appareil sexuel qui soit inverse aux autres, qui composent le sexe prédominant soit masculin, soit féminin ; si tous les organes n'offrent aucun carractère distinct, c'est l'hermaphrodisme neutre.

Dans l'hermaphrodisme mixte l'appareil sexuel est composé d'organes des deux sexes, qui tantôt se trouvent superposés, les uns profonds, les autres superficiels ; tantôt les organes d'un sexe sont situés d'un côté et les organes des deux sexes de l'autre côté, ce qu'on appelle hermaphrodisme semilatéral ; tantôt les organes d'un côté sont masculins et ceux de l'autre côté féminins, hermaphrodisme latéral ; tantôt enfin les organes profonds d'un côté sont masculins et les organes superficiels féminins, tandis que de l'autre côté les organes sont placés dans le sens inverse, ce qui constitue l'hermaphrodisme croisé.

Le siége de l'écoulement des menstrues peut, par anomalie, se trouver à la surface interne ou externe du col ou dans le vagin.

B. *Physiologie.*

La menstruation est l'écoulement du sang qui a lieu tous les mois par les organes génitaux de la femme, depuis l'âge de la puberté jusqu'à l'âge critique, c'est-à-dire depuis l'âge de 10 à 15 ans, jusqu'à celui de 40 à 50 ans et plus, excepté pendant la grossesse et pendant l'allaitement.

« A l'époque menstruelle il existe un état de contraction spasmodique de l'appareil musculaire dans la dépendance duquel se trouvent les corps caverneux de l'utérus et de l'ovaire et la menstruation est à considérer comme la conséquence de l'érection de l'utérus » (Rouget).

Le phénomène d'un écoulement périodique que l'on rencontre chez divers animaux, chez les singes où il est accompagné d'un gonflement des organes génitaux externes; chez les chevaux, chiens, etc., coïncide avec le rut et ne mérite pas le nom de menstruation.

Le sang qui s'échappe pendant le temps de la menstruation porte le nom de *menstrues*. Le temps où l'écoulement se répète périodiment est appelé *période menstruelle*. Le siége ordinaire de l'écoulement du sang est la surface interne de l'utérus.

Il est un fait certain que les menstrues sont le résultat de la chute de l'ovule dans l'utérus et par cela intimement liées à la présence de l'ovaire et des vésicules de Graaf. Chez la jeune fille les menstrues n'existent pas, parce que l'ovaire et les vésicules sont encore à l'état rudimentaire, ils n'aparaissent pas chez la femme dépourvue d'ovaires ou de vésicules ; il faut attribuer les irrégularités des périodes au petit nombre des vésicules, ou à l'état imparfait de l'ovaire et des vésicules; chez la femme âgée, la cessation des menstrues dépend de l'atrophie de l'ovaire et des vésicules. Un ovule se détache à chaque apparition des menstrues; cet ovule, sorti de la vésicule de Graaf, entraîne une partie des cellules et du liquide contenus dans celle-ci; sa transmission de l'ovaire à l'utérus est facilitée par ce liquide, par le mouvement vermiculaire des fibres musculaires de la trompe qui est elle-même lubrifiée par une mucosité rougeâtre, et par le mouvement des cils de l'épithélium vibratile qui tapisse son intérieur.

La vésicule déchirée qui a laissé échapper de son intérieur l'ovule, laisse à sa place, après chaque époque, une cicatrice sur l'ovaire, sous la forme de tache jaune; la coloration de la tache provient d'un pigment contenu dans le liquide de la vésicule; toutefois on a rencontré cette tache jaune sur l'ovaire d'un enfant de 8 ans.

La manière dont l'ovule provoque l'écoulement du sang sur la surface de l'utérus est un fait qui n'est pas encore assez éclairé; est-ce par un travail inflammatoire ou par un travail mécanique?

XX.

Avant la puberté.

Les cas d'apparition des menstrues dans la période de l'enfance avant la puberté à des époques plus ou moins rapprochées de la naissance doivent être considérés comme des anomalies, ou des hémorrhagies accidentelles; le plus souvent ce sont des écoulements jaunes, rougeâtres chez les petites filles, dus à une cause pathologique.

XXI.

Age de la puberté. Menstruation. État normal.

A l'époque de la puberté la jeune fille subit une révolution profonde, les formes maigres et longues prennent une forme pleine et gracieuse; la marche incertaine et lente devient sûre et vive; l'éclat doux des yeux montre le feu dont la jeune fille est pénétrée. On rencontre également des changements importants dans l'économie de l'organisme entier; la poitrine étroite et retrécie se dilate et se lève, les poumons respirent plus facilement, le cœur plus développé fait circuler le sang avec force dans le système vasculaire, le tissu cellulaire augmente, contribue à la formation de la beauté de la femme. Tout contribue à cette grande métamorphose de l'enfant, à ce changement dans l'âme, dans ses goûts, ses penchants, ses idées; la fille devient soucieuse, inquiète, ne peut pas s'expliquer les nouveaux sentiments dont elle subit l'influence; ses sens sont animés, une chaleur inaccoutumée la parcourt.

Outre ces phénomènes généraux la puberté est accompagnée des phénomènes locaux; le mons Venus se garnit de poils ainsi que la face externe des grandes lèvres, il y a accroissement subit de l'utérus, des ovaires, des trompes du clitoris, des grandes et petites lèvres et des seins. Développement des os et des muscles, il y a engorgement des parties par l'afflux du sang.

La menstruation accompagne par sa première apparition l'âge de la puberté et elle est chez la femme la première fonction propre au sexe; la menstruation est un phénomène physiologique dont l'apparition première ou périodique est accompagnée d'autres phénomènes plus ou moins importants.

Les phénomènes qui accompagnent la première apparition des menstrues sont généraux ou locaux, ils sont précédés des phénomènes appelés précurseurs généraux et locaux, d'une durée plus ou moins longue.

On remarque dans l'attitude extérieure du corps un abattement, une lassitude générale. Les fonctions digestives s'altèrent ou se dépravent; il y existe un développement extroardinaire de gaz, d'où peut résulter une tuméfaction de l'abdomen ; l'appétit manque ou est perverti, il survient très-souvent du dégoût ou des envies de vomir.

Le pouls devient fréquent, irrégulier, quelquefois intermitent, il y a congestion vers la tête, des bourdonnements dans les oreilles, des bouffées de chaleur se font sentir, des étourdissements surviennent, on voit des hémorrhagies nasales ou des crachements de sang; les yeux perdent leur éclat, ils s'enfoncent et s'entourent d'un cercle bleuâtre, les paupières enflent, la vue s'affaiblit ; il n'est pas rare de rencontrer un œdème des jambes d'une durée quelquefois très-longue, accompagné de palpitation et d'une oppression très-intense ; la respiration devient difficile, la voix rauque ; des éruptions cutanées apparaissent sur le visage et sur le dos (acné). La sécrétion d'urine augmente, les incontinences d'urine qui existaient disparaissent. Un desprécurseurs ordinaires est la douleur, soit qu'il y ait de la céphalalgie, migraine ou une simple pesanteur à la tête ; soit des coliques continues ou intermittentes, qui se répètent très-souvent à chaque période ; soit des douleurs des reins, qui se montrent d'une manière très-différente, soit des douleurs articulaires avec gonflement des articulations, soit des tiraillements dans les aines. Les phénomènes locaux ont rapport aux organes génitaux mêmes, ainsi l'utérus se tuméfie, la portion vaginale du col devient plus volumineuse, rougit, se ramollit, et son orifice s'entr'ouvre ; la chaleur des parties génitales augmente ainsi que celle de tout le bassin, la femme y ressent une pesanteur, un picotement, des tranchées, démangeaisons, etc. Les seins se développent, deviennent durs et douloureux, les aréoles prennent une teinte foncée, des picotements se font sentir dans tout le sein ou dans le mamelon ; cet engorgement des seins à l'âge de la puberté chez les jeunes filles a son analogue dans un phénomène semblable chez les jeunes garçons. Le caractère subit des modifications notables ; tantôt la femme est indifférente, triste, languissante, près de verser des larmes, sous l'influence d'une somnolence continuelle, tantôt elle est susceptible, irritable et très-vive.

Un grand nombre de ces phénomènes peut exister, ou seulement quelques-uns ; quelquefois ils apparaissent à plusieurs reprises avant que l'écoulement du sang survienne ; quelquefois ils sont si peu marqués, que la première apparition des menstrues surprend la femme sans qu'elle s'en aperçoive.

Ces phénomènes précurseurs durent de deux à huit jours, et souvent des semaines, des mois ; pendant un temps plus ou moins long ils sont accompagnés de l'écoulement d'un liquide séreux provenant de la matrice, ce liquide est quelquefois très-épais, crémeux ou comme le blanc d'œuf. Du moment que l'écoulement du sang est survenu, la santé revient ordinairement ; dans des cas rares, il est accompagné par un affaiblissement des forces. La durée de l'écoulement des menstrues est de deux à huit jours, la quantité de sang varie de 50 à 500 grammes et plus.

Pendant les premiers jours le sang est séreux, clair, mêlé à une certaine quantité de mucus utérin et vaginal, il devient rouge vers le milieu de la période et finit par être séreux, clair ; l'écoulement est précédé et terminé par des flueurs blanches. Le sang sort de l'utérus et du vagin, soit goutte par goutte, soit comme un simple suintement d'une manière continue, soit avec une suspension momentanée, d'une manière régulière ou irrégulière; l'écoulement est ordinairement plus abondant vers le milieu qu'au commencement ou à la fin de la période.

C'est ainsi que les menstrues, après leur première apparition, se répètent de mois en mois, ou plutôt de vingt-huit jours à vingt-huit jours, de sorte qu'il y a 13 périodes menstruelles par an. Les menstrues se montrent plutôt le jour que la nuit (explicable par le mouvement, émotions, etc); elles sont moins fortes la nuit, où la circulation se ralentit, que le jour; il arrivé souvent que les menstrues ne reviennent que deux à trois mois après leur première apparition pour devenir régulières; ayant une fois pris leur cours, elles se présentent au jour fixe tous les mois; elles ont même tendance d'avancer d'un ou de plusieurs jours; la coïncidence des périodes menstruelles avec une révolution lunaire est entièrement à rejeter, vu que la femme peut voir à tous les jours du mois et que les menstrues peuvent avancer ou retarder de quelques jours sans que pour cela l'état normal soit troublé. Les périodes menstruelles sont ordinairement précédées, accompagnées et suivies de quelques-uns des phénomènes que nous avons énumérés pour la première apparition des menstrues; ces phénomènes diminuent peu à peu, pour ne plus se montrer à la période menstruelle. Chez certaines femmes il y en a d'autres qui surgissent; par exemple, une démangeaison dans les parties sexuelles indique la fin des menstrues, les taches de naissance acquièrent plus de tension et d'intensité de couleur, etc...

La menstruation est destinée à la fécondité, et son but paraît être celui de modifier l'érection sexuelle et de garantir la femme contre le rut périodique; l'épithélium qui couvre la muqueuse de l'utérus est éliminée après chaque période pour se reproduire après. C'est une régénération périodique des parties génitales de la femme avec formation d'un nouvel épithélium.

XXII

Influence des rapports sexuels ou du mariage.

Les femmes qui ont des rapports sexuels ne subissent généralement aucun changement dans leurs menstrues; toutefois, nous avons vu des femmes, qui étaient régulièrement réglées à leur état virginal, être affectées de troubles dans la qualité ou dans la quantité et la périodicité de leurs menstrues.

Nous parlerons, dans l'article *Hygiène*, des influences de l'abstinence et de l'abus des rapports sexuels, ainsi que du coït pendant la période menstruelle.

XXIII

Pendant la grossesse.

Si la conception est accomplie, les menstrues cessent et on a pris cette cessation pour un signe de la grossesse; ce qui ne peut pas toujours être accepté chez les femmes qui d'habitude ont les menstrues au jour fixe; c'est un signe probable.

XXIV, XXV ET XXVI

État puerpéral et lactation, règles de retour.

Après l'accouchement l'utérus et ses dépendances reviennent peu à peu à leur état normal, les lochies cessent, et c'est après six semaines à quatre mois que les menstrues reparaissent; si la femme n'allaite pas, une non-apparition est à attribuer soit à des affections des organes, soit à une nouvelle grossesse. Si la femme allaite, les menstrues cessent pendant toute la période d'allaitement; l'époque à laquelle les menstrues se montrent après le sevrage de l'enfant est très-variable, ordinairement un à deux mois après le moment du sevrage, elles reprennent leur cours. Les menstrues qui se présentent pour la première fois après un accouchement ou après le sevrage d'un enfant portent le nom de *règles de retour*.

XXVII.

Age critique (ménopause, involution).

On appelle ainsi l'âge auquel les femmes cessent d'avoir les menstrues; c'est entre 40 et 50 ans; plus tôt que la femme commence à être réglée, plus tôt son âge critique arrive, c'est le cas ordinaire mais non constant.

L'âge critique est tantôt marqué par des troubles dans toute l'économie, tantôt il se passe sans le moindre dérangement. Les menstrues deviennent ordinairement tout à fait irrégulières, soit qu'il y ait abondance de sang, soit qu'elles se montrent plusieurs fois dans un mois, soit qu'il y ait suspension pendant plusieurs mois; tantôt elles sont fortes un mois et faibles l'autre mois, tantôt après ces troubles elles reprennent leur cours régulier pendant quelque temps; la durée des menstrues peut être variable. Cet état de chose peut exister pendant des années jusqu'à la cessation complète. Les hémorrhagies qui surviennent sont quelquefois très-abondantes et cessent pour reparaître, ou alternent avec des écoulements jaunâtres ou mêlés de sang; très-souvent elles sont critiques et contribuent à rétablir l'équilibre de la santé de la femme. Ces écoulements paraissent être l'intermédiaire entre l'âge critique et la cessation des menstrues; ils subissent des modifications par des émotions.

La cessation des menstrues est très-souvent accompagnée d'un état pléthorique et l'apparition d'une partie des phénomènes précurseurs des menstrues pendant quelque temps, ce sont principalement des tranchées, des douleurs de reins, un prurit à la vulve, qui devient quelquefois très-incommodant, etc.

Les femmes ne sont pas plus exposées à mourir pendant l'âge critique qu'à toute autre époque de la vie, la mortalité des hommes à cet âge est plus grande ; toutefois c'est à cet âge qu'elles sont le plus sujettes à des affections des ovaires et de l'utérus ; les causes prédisposantes sont : le mariage prématuré, abus des rapports sexuels, avortements, etc.

XXVIII.

Après l'âge critique.

C'est après l'âge critique, l'âge de 50 ans, que la femme cesse d'être réglée ; comme nous l'avons dit plus haut, il y arrive atrophie des ovaires et des vésicules de Graaf, ce qui entraîne la cessation de fécondité.

Il n'est pas rare de voir des femmes qui sont atteintes pendant un temps plus ou moins long d'un écoulement jaunâtre, quelquefois d'hémorrhagies, qui sont souvent très-abondantes, et en devenant de plus en plus rares, finissent avec la cessation complète de tout écoulement des organes génitaux de la femme.

XXIX.

Anomalies de la menstruation.

Sous le nom d'*anomalies de la menstruation,* nous voulons essayer de faire un tableau des irrégularités dans le produit et dans le phénomène de la menstruation, sans qu'il y existe un trouble dans l'état de la santé de la femme.

Les anomalies du produit se rapportent à la quantité et à la qualité du sang des menstrues.

La quantité du sang menstruel peut être très-grande, il peut exister une ménorrhagie abondante ou la quantité est très-petite. Le sang peut être anormal dans la composition, dans la couleur (pâle ou noire); ce cas est toujours à considérer comme un état pathologique (chlorose); en outre le sang peut posséder une odeur excessivement forte, qui rappelle l'odeur de la fumée, d'urine, etc.

Des anomalies dans le phénomène de la menstruation sont des irrégularités qui existent dans la présence, l'absence, le siége et la cessation des menstrues.

L'état anormal des organes génitaux n'est pas cause nécessaire de l'absence des menstrues, il existe des cas où les femmes étaient réglées quoiqu'il y eût oblitération des ovaires et des trompes, du vagin, ou arrêt de développement de l'utérus.

La première apparition des menstrues peut avoir lieu à tout âge, on cite des exemples de 4, 10 mois, 1 an, 3 à 8 ans; ces menstruations précoces sont quelquefois liées à un développement précoce général ou occasionnées par la cessation d'une autre hémorrhagie accidentelle, très-souvent elles alternent avec des écoulements jaunâtres; nous avons vu une jeune fille réglée dès l'âge de 8 ans être affectée de nymphomanie; chez d'autres femmes, les menstrues se présentent de 20 à 30, même 40 ans. Les symptômes précurseurs subissent également des irrégularités, tantôt il y a des accès hystériques, épileptiformes, danse de Saint-Guy, etc., tantôt des hémorrhagies, tantôt des affections de poitrine, tantôt de la chlorose qui disparaissent avec l'apparition des menstrues; les menstrues elles-mêmes sont acccompagnées par des troubles du système nerveux, perte de mémoire, trouble mental, par des douleurs rénales, par des coliques, qui terminent par l'expulsion des caillots. Dans la périodicité des menstrues, on rencontre des fréquences ou des raretés; en première ligne nous avons à citer les femmes dont les menstrues reviennent tous les 14 jours, et il est à remarquer que ces deux périodes dans un mois alternent de force; dans ce même cas se trouvent les femmes qui avancent avec leurs menstrues de un ou plusieurs jours; en seconde ligne sont les femmes dont les menstrues sont rares; au lieu de se montrer tous les mois, les menstrues ne se montrent que toutes les six semaines, tous les 2 ou 3 mois, ou elles retardent de un à plusieurs jours. Il y a des femmes chez lesquelles les menstrues, dans les premières années, sont irrégulières et deviennent régulières dans un temps donné; chez d'autres elles arrivent à tel et tel jour fixe du mois et chez d'autres à la même heure.

L'influence des rapports sexuels n'est pas toujours la même, on voit souvent les menstrues irrégulières devenir régulières, quelquefois elles deviennent plus abondantes, quelquefois il y a une altération momentanée.

Les anomalies que l'on rencontre pendant la grossesse sont nombreuses. La suppression des menstrues n'est pas un signe nécessaire de la grossesse, il y a des femmes qui ne sont réglées que pendant la gestation ou qui sont réglées pendant toute la durée ou seulement pendant les trois premiers mois; toutefois le sang subit une modification dans sa quantité et sa qualité; et il ne faut pas confondre avec les menstrues une légère hémorrhagie qui peut survenir. Ayant adopté la présence d'un ovule comme cause des menstrues, peut-il exister un ovule à côté d'un ovule fécondé? C'est à tort que l'on a voulu expliquer l'apparition de ces écoulements par la déviation du siége des menstrues sur le col de l'utérus ou sur le vagin. Après l'accouchement, si la femme n'allaite pas, les menstrues tardent souvent des mois pour reparaître sans qu'il y ait nouvelle grossesse; chez la femme qui allaite, les menstrues peuvent se montrer soit pendant toute la durée de l'allaitement, soit seulement à partir du troisième ou quatrième mois après l'accouchement; ces menstrues peuvent disparaître, s'il survient une nouvelle grossesse pendant l'allaitement; toujours est-il que les menstrues pendant l'allaitement ont une influence notable sur la composition du lait, dans lequel on trouve augmentation de la caséine et diminution de la densité; il y a des cas où l'on a observé que les menstrues irrégulières avant l'accouchement ont pris un cours périodique régulier.

La femme arrivée à l'âge critique peut voir un temps plus ou moins long, avec une périodicité plus ou moins régulière. Les menstrues peuvent se montrer même jusqu'à 70 ans, sous forme de pertes qui alternent avec des flueurs blanches.

Les anomalies des menstrues peuvent en outre consister dans leur absence, soit complète, soit incomplète: l'absence complète peut être déterminée par une atrophie ou absence des ovaires et des vésicules de Graaf, par une oblitération des trompes, imperforation de l'utérus, de l'hymen, etc. Peut-il y avoir conception? Dans certaines conditions, oui; l'absence incomplète peut être TARDIVE; les menstrues peuvent se montrer après le mariage, ou à un temps très-reculé; ou encore après la cessation des hémorrhagies SUPPLÉMENTAIRES; on appelle ainsi des hémorrhagies périodiques, qui ont lieu tous les mois. Le siége ordinaire de ces hémorrhagies est la muqueuse des gencives, du nez, estomac, vessie, anus, ou des bronches. Rarement c'est la peau qui en est le siége, il existe des exemples où l'on a vu ces évacuations périodiques sur tout endroit du corps, tantôt le sang est exhalé par des taches de naissance, tantôt par des plaies, dans tous ces cas la conception est possible.

Le siége des menstrues peut être, comme nous l'avons dit plus haut, sur le col (face interne ou externe) de l'utérus, sur le vagin, etc.

La cessation des menstrues peut avoir lieu d'une manière momentanée, c'est-à-dire il peut y avoir suppression momentanée par un froid, par une émotion, par une peur, par le mariage, par un accouchement; tous les symptômes d'une grossesse commençante peuvent se montrer, qui n'existe pas, et après un laps de temps indéfini elles reviennent pour continuer leur cours. Ces suppressions sont très-souvent accompagnées de troubles dans l'organisme en tier; on voit survenir de l'aliénation mentale, des congestions, anasarque, etc., qui disparaissent avec l'apparition des menstrues. La cessation complète des menstrues fut observée à tout âge, de 25 à 72 ans.

XXX.

Hygiène.

L'impossibilité d'établir une classification régulière des causes qui exercent une influence notable sur la menstruation nous oblige à les énumérer simplement. La première apparition des menstrues a lieu entre l'âge de 10 à 16 ans; en cas de retard on ne doit pas provoquer un avancement artificiel, qui est toujours suivi d'accidents fâcheux.

Cette première apparition dépend principalement de la constitution; les variations que nous rencontrons dans les différentes constitutions sont innombrables. L'observation a établi, qu'en général les femmes possédant une constitution forte, un tempérament sanguin, des chairs fraîches, des cheveux bruns, une peau brune, sont plus tôt et plus régulièrement réglées que celles ayant une constitution faible, un tempérament lymphatique, des chairs molles, un embonpoint graisseux, des cheveux clairs et une peau blanche.

Nous avons souvent rencontré des familles où il y a hérédité, coïncidence de l'époque de la première apparition des menstrues, ainsi que de l'âge critique, où il existe des caractères semblables dans la périodicité, phénomènes transmis de la mère à la fille.

Les habitudes différentes des diverses classes de la société influent beaucoup sur les menstrues. Les femmes des classes riches sont plus tôt réglées que celles des classes pauvres; les statistiques établies à ce sujet donnent la différence de l'époque de la première apparition des menstrues dans les classes riches, moyennes et pauvres.

Un changement d'habitude provoque souvent une suspension ou une modification momentanée des menstrues; elles reprennent leur cours normal après un temps plus ou moins long, si la femme revient à ses habitudes antérieures ou en a contracté d'autres. Pour citer des exemples, nous voyons souvent survenir une suspension brusque des menstrues, qui peut persister pendant quelque temps, chez les jeunes filles bien réglées, après leur entrée en pension; l'entrée dans un hospice, dans une maison pénitentiaire, le changement de nourriture ou d'air, contribuent en grande partie à ce résultat.

Nous avons sous les yeux un fait qui montre ce que peut faire l'habitude chez les femmes chercheuses de varech, qui, même pendant la période menstruelle, se mettent dans l'eau pour récolter le varech.

L'air exerce une très-grande influence sur les menstrues, car nous voyons les femmes des villes être déjà réglées à l'âge de 12 à 14 ans. tandis que les femmes des campagnes ne le sont qu'à celui de 15 ans.

On ne peut pas accepter des différences dans les menstrues chez les diverses races. L'opinion si accréditée, que les femmes des pays chauds sont réglées plus tôt que celles des pays tempérés et froids, est très-problématique; il n'y a que la manie d'aligner des chiffres qui ait poussé à la classification suivante, qui veut que la première apparition des menstrues ait lieu entre 8-10 ans dans les pays chauds, de 12-15 ans dans les pays tempérés, de 16-20 ans dans les pays froids. Toutes les expériences ont démontré que dans les pays chauds il n'y a aucune différence ni dans la première apparition et dans la périodicité ni dans l'âge critique. Un changement de climat peut provoquer un trouble et même une suspension momentanée dans les menstrues.

Le rôle que jouent les habitations est très-grand, le séjour dans un lieu spacieux, donnant accès à l'air et à la lumière, ne peut exercer qu'un effet salutaire sur l'état normal des menstrues, comme sur la santé en général. Par contre, la privation de la lumière provoque une diminution des globules, de l'albumine et de la fibrine, et l'humidité provoque un état anémique.

Nous en venons aux vêtements qui exercent une si grande influence sur les menstrues; nous ne voulons pas entrer dans de grands détails sur cet appareil si compliqué de l'habillement de la femme, où la crinoline joue actuellement un si grand rôle comme invention pernicieuse, exposant la femme au froid, à l'humidité et à tant d'autres accidents; nous ne parlerons que du corset, du pantalon et de la chemise. Sous le mot de corset, nous n'entendons pas cette cuirasse qui comprime le corps comme un étau, empêche sa libre respiration et la circulation, provoque des troubles dans les menstrues, des abaissements de l'utérus, empêche les seins de se former; mais bien la ceinture, qui a pour but de soutenir le corps, sans pour cela exercer de compression sur le thorax et sur l'abdomen de la femme. Le corset ne doit être mis qu'après la puberté. Sous le point de vue hygiénique, le pantalon est un vêtement indispensable, il doit garantir la femme contre les impressions du froid et de l'humidité, et empêcher l'arrêt que ces deux causes pourraient produire pendant l'époque menstruelle.

Nous ne parlons de la chemise que pour combattre le préjugé si répandu, que la femme ne doit pas changer ce vêtement pendant ses périodes, notre avis est diamétralement opposé; nous conseillons à la femme de changer de chemise pendant la période, en ayant soin toutefois de la chauffer. On remarque souvent un léger redoublement des menstrues, mais qui n'a aucune importance.

L'emploi des cosmétiques, tels que vinaigre aromatique, eau de Cologne, etc., sous forme d'injections, est à rejeter complétement. Les lotions d'eau froide, ordinairement tiède, pendant la période suffisent pour la propreté; il faut éviter les injections pendant les époques.

Les bains exercent une action très-salutaire sur la menstruation.

Chez les jeunes filles, ils fortifient les constitutions faibles et facilitent la première apparition des menstrues. Après la puberté, il faut les employer quelque temps après la période (usage institué comme loi chez les Israélites), mais toujours les éviter pendant les règles.

La santé de la femme en général exige la plus grande propreté, ce qui rendra entièrement inutile la mode des femmes de l'Orient de s'épiler le pubis.

Les aliments exercent une très-grande influence sur les menstrues. Les femmes des campagnes, se nourrissant d'aliments moins choisis et plus sains, subissent moins de troubles que celles des villes.

Faut-il s'abstenir de tel ou tel aliment pendant la période? Nous répondrons à cela, non! Il est tout naturel qu'en ce moment, pas plus qu'à tout autre, les femmes ne doivent pas faire trop d'usage d'aliments acides ou irritants, tels que salades, cornichons, poivre, etc. L'usage continu de boissons excitantes, comme vin, thé, etc., peut avancer la première apparition des règles.

Un exercice continu, des travaux à la campagne, la fatigue, le sommeil tranquille et paisible, contribuent à la menstruation tardivement régulière. On a cherché à substituer à ces exercices naturels, d'autres artificiels, tels que la danse, la gymnastique, l'équitation, la natation, qui, tous employés avec prudence et circonspection, fortifient le système musculaire.

Nous n'avons pas remarqué d'influence exercée par les sens ou par le système nerveux sur les règles; chez les aveugles, les sourds et muets, nous n'avons trouvé aucune différence dans la menstruation.

Le cas n'est plus le même pour la réciproque, nous avons observé des troubles provoqués par les menstrues dans la vue, dans l'ouïe, dans l'odorat, des cas épileptiformes, etc. Chez les aliénées et les idiotes la menstruation est rarement troublée, tandis qu'un arrêt subit peut amener une aliénation, soit passagère, soit continue.

Une éducation bien guidée est d'une haute importance pour la première apparition des règles. Il faut éviter tout ce qui pourrait avancer la maturité des jeunes filles et faire attention aux paroles, aux exemples et aux livres. Très-souvent les jeunes filles sont effrayées par la première apparition des menstrues ; pour éviter les inconvénients qui peuvent s'en suivre, nous conseillons les mères d'initier leurs jeunes filles à l'âge de la puberté de ce phénomène.

Il faut également éviter les impressions morales, comme la peur, la colère, etc., qui peuvent provoquer un arrêt des menstrues.

La présence des menstrues est souvent incommodante pour une femme, et elle cherche à les supprimer au moyen de l'eau froide, poivre, etc. L'absence des règles devient encore plus inquiétante chez d'autres, et elles cherchent à les provoquer par des bains de pied, le borax, la moutarde, l'absinthe, le safran, les sangsues, etc.; toutes ces manœuvres sont à condamner; leur emploi ne peut que provoquer des suites fâcheuses.

Les passions exercent une action très-grande sur la menstruation, nous n'avons pas la prétention de vouloir passer en revue l'action des divers degrés des différentes passions sur les menstrues, nous ne parlerons ici que des effets de la masturbation, de l'amour, du coït.

La masturbation agit d'une manière on ne peut plus fâcheuse sur les menstrues ; elles paraissent difficilement, deviennent rares, irrégulières, il y a irritation du clitoris, du vagin, troubles dans l'organisme entier.

L'amour excessif peut avoir les mêmes suites, ou provoquer des hémorrhagies ; les menstrues au contraire agissent en sens inverse, les femmes sont, en général, plus amoureuses immédiatement avant et après les périodes menstruelles.

Le coït trop fréquent provoque, par l'irritation de la muqueuse de l'utérus, des troubles dans la menstruation. Sans parler des lésions des organes génitaux qui peuvent arriver par un abus du coït, on observe tantôt des hémorrhagies, tantôt des écoulements blancs ou verdâtres, qui finissent par remplacer les menstrues. Tous ces phénomènes se rencontrent chez les femmes publiques, chez lesquelles nous avons trouvé, en général, une diminution notable du sang menstruel; ce qu'il faut en partie attribuer à l'oisiveté dans laquelle ces femmes se trouvent, à l'usage de boissons alcooliques, et aux injections et lotions d'eau froide souvent répétées.

Le coït pendant les règles doit être rejeté au point de vue moral; du côté physique, il n'est ni nuisible pour la femme, ni dangereux pour l'homme (comme nous l'avons indiqué art. 18). Les menstrues reprennent une nouvelle intensité après un coït pendant les règles, par suite de l'irritation et de l'afflux du sang dans les vaisseaux. En tout cas, cette action n'a lieu que pour la période dans laquelle le coït s'est accompli. Nous nous permettons de poser ici les questions suivantes :

Peut-il y avoir conception pendant les règles? Oui.

Y a-t-il cessation brusque des menstrues la conception accomplie? Non.

Y a-t-il des femmes chez lesquelles la conception n'a lieu que pendant les règles? Oui.

L'abstinence des rapports sexuels, aussi bien que l'abus du coït, apporte des modifications dans les menstrues. L'abstinence des rapports sexuels n'entraîne pas immédiatement des troubles de la menstruation, mais très-souvent par l'influence morale sur l'organisme entier, il peut y avoir des troubles.

Nous en venons à la question de l'abstinence chez les religieuses; les femmes entrées au couvent sont préparées à cette vie par le jeûne, par le choix des aliments, par l'abstinence de toute cause d'excitation. Ce genre de vie entraîne très-souvent un affaiblissement dans les menstrues, qui deviennent rares et pâles.

Nous voyons en outre, chez les femmes qui exercent certaines professions, des modifications dans les menstrues. Ainsi chez les couturières, les flueurs blanches et les difficultés dans les menstrues sont très-fréquentes; chez les blanchisseuses, les menstrues sont très-abondantes; chez les danseuses de ballet, les écuyères, qui sont malheureusement obligées de vivre de leur métier, les troubles des menstrues et les affections de l'utérus sont très-fréquents.

Il est tout naturel qu'aussi bien que toute émotion morale, toute opération, extraction de dents, emploi de médicaments violents, doivent être évités pendant les menstrues.

De même que dans l'état normal, la mortalité des femmes à l'âge critique n'est pas plus grande que chez l'homme à cette époque de la vie, les soins à prendre durant cette période ne sont pas différents de ceux que réclame la menstruation en général.

BIBLIOTHEQUE NATIONALE DE FRANCE
3 7531 03287183 3

www.ingramcontent.com/pod-product-compliance
Ingram Content Group UK Ltd.
Pitfield, Milton Keynes, MK11 3LW, UK
UKHW012246240726
13966UKWH00004B/1333

9 782012 898233